Low Carb für Kinder

Das Kochbuch mit 55 leckeren und gesunden Rezepten

Annemarie Lange

Bei Fragen und Anregungen wenden Sie sich bitten an:
AnnemarieLange@yahoo.com

1. Auflage 2017
ISBN-13: 978-1545202364

INHALTSVERZEICHNIS

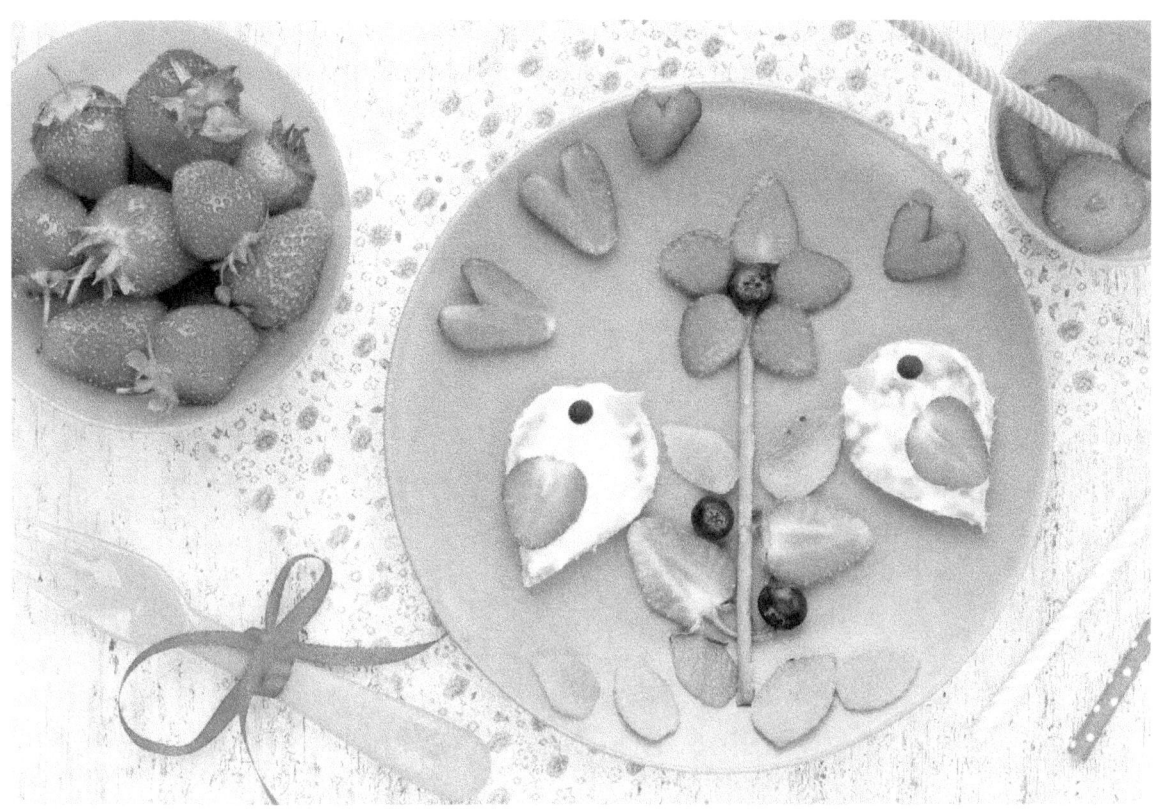

VORWORT

Die Ernährung spielt bei der körperlichen und geistlichen Entwicklung von Kindern eine wichtige Rolle. Viele Eltern sind oft ratlos, was die richtige Ernährung für ihre Kinder angeht: Wie soll sich ein Kind ernähren, um alle grundlegenden Nährstoffe zu erhalten, aber dabei auch nicht übergewichtig zu werden? Die Antwort auf diese oft gestellte Frage liefert Ihnen dieses Buch. Es bringt Ihnen die folgenden Themen näher: gesunde Ernährung für Kinder sowie Grundwissen zum Thema Low Carb, und bietet Ihnen

zudem leckere, gesunde und praktische Rezepte für Ihre Kinder. Sie können diese bequem in kürzester Zeit nachkochen und sich sicher sein, dass Ihren Kindern somit eine ideale Ernährung ermöglicht wird.

Die Rezepte wurden alle anhand der Empfehlungen weltbekannter Ernährungs-berater zusammengestellt und bieten eine ausgewogene, abwechslungsreiche und vor allem gesunde Kost für Ihre Kinder. Die Zutaten können in jedem beliebigen Bio-

Markt nachgekauft werden. Heutzutage gibt es aber auch in großen Supermärkten immer mehr entsprechende Zutaten für meine Rezepte. Es sollte also kein Problem sein, sie schnell und bequem nachzukaufen.

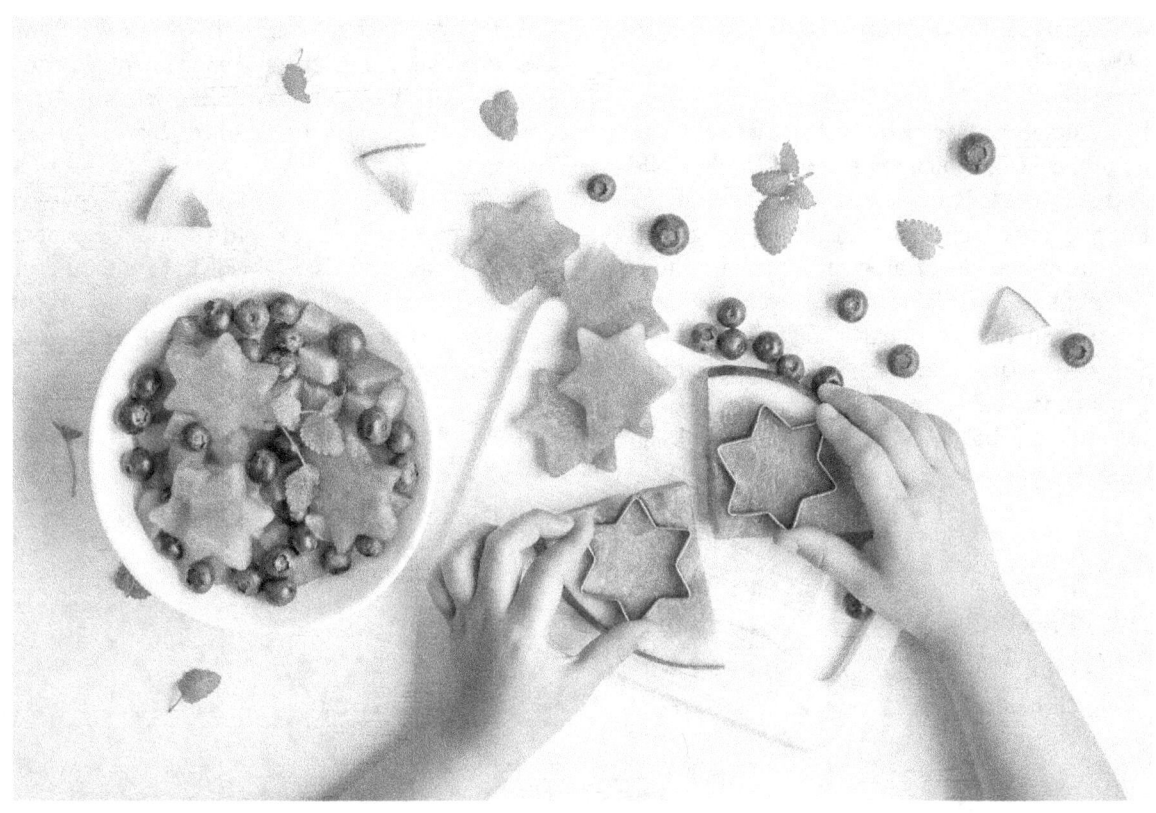

DIE RICHTIGE ERNÄHRUNG FÜR KINDER

Kinder haben ihren eigenen, besonderen Nährstoffbedarf. Es ist sehr wichtig, diesen Bedarf gut zu decken, damit das Kind sich sowohl körperlich, als auch geistlich entsprechend entwickelt. Doch was sind überhaupt Nährstoffe? Das sind Substanzen im Essen, die der Körper braucht, um zu funktionieren. Es gibt zwei Kategorien von Nährstoffen:

Makronährstoffe – Proteine, Fette, Kohlenhydrate

Mikronährstoffe – Vitamine und Minerale (z.B. Kalzium, Eisen, Vitamin C)

Ein Kind braucht sowohl genügend Makronährstoffe, als auch Mikronährstoffe,

3

um ideal zu funktionieren und sich gut zu entwickeln.

Heutzutage ist Essen oft nährstoffarm – das heißt, dass es nicht genügend Nährstoffe enthält. Dieses Essen ist zwar reich an Energie, aber nicht nahrhaft. Es wird Ihr Kind mit ausreichenden Kalorien versorgen, aber die essentiellen Nährstoffe, die ein Kind so sehr braucht, sind darin nicht enthalten. Deswegen ist es so wichtig, auf die richtige Ernährung bei Kindern zu achten. Die folgende Tabelle zeigt eine Auswahl an

durchschnittlichen Referenzwerten, die von einem Kind täglich eingenommen werden sollten. Dabei wird zwischen einem Alter von 1 bis 3 Jahren und 4 bis 6 Jahren unterschieden.

Die in diesem Buch enthaltenen Rezepte stellen sicher, dass Ihr Kind alle dieser nötigen Nährstoffe bekommt, dabei nicht übergewichtig wird und das Essen auch vom Geschmack her sehr appetitlich ist.

	1 bis 3 Jahre	4 bis 6 Jahre
Energie	1200 kcal	1500 kcal
Eiweiß	14 g	18 g
Fett	40% der Energie	35% der Energie
Natrium	300 mg	410 mg
Chlorid	450 mg	620 mg
Kalium	1000 mg	1400 mg
Magnesium	80 mg	120 mg
Kalzium	600 mg	750 mg
Eisen	8 mg	8 mg
Folat	120 µg	140 µg
Zink	3 mg	5 mg
Jod	100 µg	120 µg
Vitamin A	600 µg	700 µg
Vitamin B	600 µg	700 µg
Vitamin B	700 µg	800 µg
Vitamin B	400 µg	500 µg
Vitamin B	1 µg	1,5 µg
Vitamin C	60 mg	70 mg
Vitamin E	5 bis 6 mg	8 mg
Vitamin K	15 µg	20 µg

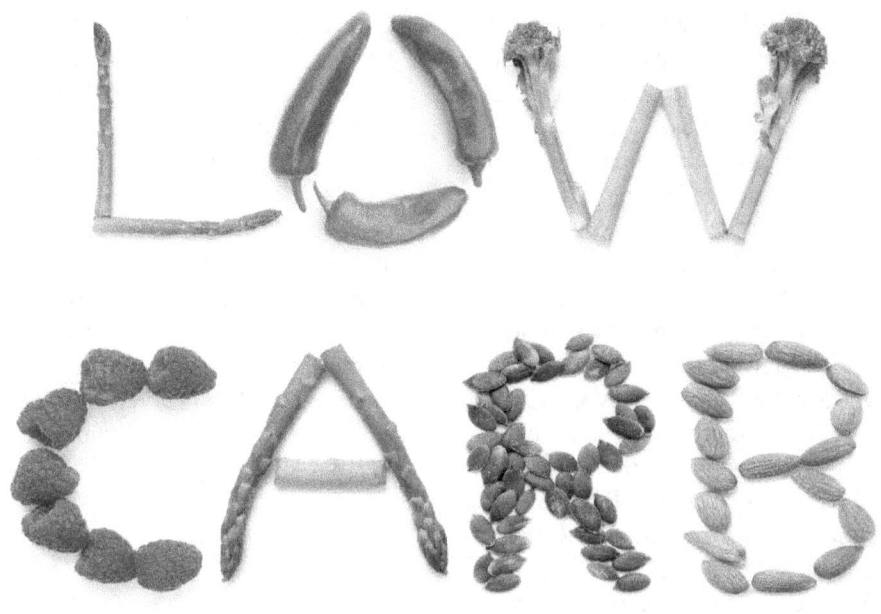

WARUM GERADE LOW CARB?

Immer mehr Leute entdecken die Vorteile einer Low Carb-Ernährung. Diese kann Ihnen dabei helfen, Ihr Wunschgewicht zu erreichen und gleichzeitig Ihre Gesundheit zu unterstützen. Zusätzlich dazu, gibt es jedoch noch eine Menge anderer Vorteile.

Die moderne westliche Kultur ist voll von säurehaltigen Speisen, Zucker, Lebensmittelzusätzen, gesättigten Fettsäuren, Pestiziden und Hormonen. Oft fehlen hier die gesunden Schlüsselzutaten. Beispielsweise enthalten Pflanzen fast alle wichtigen Vitamine, Mineralien, Antioxidantien und Ballaststoffe, die unser Körper braucht, um sich wohl zu fühlen. Eine nährstoffarme und kalorienreiche Ernährung ist daher nicht selten der Hauptgrund für Fettleibigkeit und Übergewicht.

Dabei geht es nicht nur darum, wie viel wir essen, sondern um die Qualität des Essens.

5

Wenn Sie sich auf eine Low Carb-Ernährung umstellen, besonders auf eine, die reich an Omega 3 Fettsäuren ist, und weniger Fleisch sowie mehr Gemüse beinhaltet, können Sie dabei Ihren ganzen Körper entgiften und neu wiederaufbauen. So kann sich Ihr ganzer Organismus erholen und Sie werden neue Energien verspüren oder sich vielleicht zum ersten Mal richtig vitalisiert fühlen.

Eine Ernährung, die viel Gemüse, Bohnen, fettarmes Fleisch, Fisch, Nüsse, Samen und Früchte enthält, versorgt Sie mit essentiellen Vitaminen und Mineralien, die Ihr Körper langfristig benötigt. Nur eine Handvoll Nüsse deckt bereits Ihren Tagesbedarf an Selen, während anderes Blattgemüse sowie Bohnen die besten Quellen für Vitamine B sind, und für ein gesundes Nervensystem und Gehirn sorgen. Was Sie auf Ihre Gabel tun, hat deutlich mehr Bedeutung als eine Pille oder Medizin, die Sie schlucken können, wenn es um Ihr Wunschgewicht oder um mehr Energie in Ihrem Körper geht.

Diabetes, Insulinresistenz und metabolisches Syndrom haben alle im Grunde ein gemeinsames Problem - einen schwer zu kontrollierenden Blutzucker. Diabetes und ähnliche Krankheiten sind lange schon ein großes Problem in der westlichen Hemisphäre. Menschen mit Diabetes haben ein vier Mal erhöhtes Risiko an einer Herzerkrankung zu sterben und ein vierfach erhöhtes Risiko an Demenz zu erkranken. Doch die Forschung zeigt, dass Diabetes heutzutage zu behandeln ist. Besonders, wenn sie früh erkannt wird. Eine Studie zeigt, dass sich Leute, die an Diabetes Typ 2 erkrankten, durch eine Veränderung Ihrer Essgewohnheiten wieder erholen und bereits

in nur einer Woche positive Resultate verzeichnen konnten.

Eine Ernährung, die auf Vollwertkost basiert, ist dabei besonders hilfreich, den Blutzuckerlevel zu kontrollieren, den Metabolismus zu verbessern und somit auch unsere Gesundheit. Ballaststoffe sind wichtig, da sie die Abgabe von Zucker in das Blut verlangsamen und dazu führen, dass wir uns satt fühlen und das Cholesterin folglich sinkt. Eine Ernährung, die reich an Ballaststoffen ist, mindert außerdem das Risiko an bestimmten Krebsarten bzw. Herzkrankheiten zu erkranken. Sie sorgen für ein gesundes Verdauungssystem und unterstützen besonders eine gesunde Darmflora.

Wenig Kohlenhydrate heißt nicht keine Kohlenhydrate

Viele Diäten schlagen fehl, da sie sich stark auf stärkehaltiges Essen konzentrieren. Ob es nun Schüsseln mit Pasta, Reis, Brot oder auch Cookies sind. Das Problem ist, dass diese raffinierten Kohlenhydrate einen katastrophalen Effekt auf Ihr Blutzuckerlevel haben und zu großen Sprüngen bei Zucker und Insulin führen. Bei zunehmender Insulinzufuhr, sendet das Insulin Signale an Ihren Körper, dass er Fette speichern soll, besonders im Bauchbereich. Es fördert zudem Sodbrennen und erhöht langfristig das Risiko, insulinresistent zu werden.

Eine Low Carb-Ernährung eliminiert raffinierten Zucker sowie Stärke, und fokussiert sich stattdessen auf „langsamere"

Kohlenhydrate (Kohlenhydrate, die Zucker langsamer ins Blut abgeben). Eine gute Diät sollte daher eine breite Auswahl an buntem Gemüse haben. Starten Sie eine niedrig-glykämische (langsam abgebende) ballast-stoffreiche Ernährung, wird diese keine negativen Auswirkungen auf Ihren Blutzuckerspiegel haben.

Gesunde Fette

Viele Leute denken noch immer voller Angst an Fett und befürchten, dass sie nur davon an Gewicht zunehmen. Nichts könnte weiter weg sein von der Wahrheit. Während Fett mehr Kalorien hat als Proteine oder Kohlenhydrate, hat der Konsum von Fett jedoch nicht denselben Effekt auf Ihr Gewicht oder Ihren Metabolismus. Die richtigen Fette können Ihren Gewichts-verlust sogar unterstützen. Wenn Sie mehr Fette konsumieren, wird nicht nur Ihr Gehirn und Verlangen gestillt, sondern Sie bleiben auch länger satt.

Gesunde Fette sind Omega 3 und Omega 6, sowie Omega 9 mono-gesättigte Fettsäuren. Gute Quellen für diese Fette sind Avocados, Kokosnussöl, Olivenöl, Oliven, Nüsse und Samen. Fette in Ihre Speisen zu integrieren, kann auch bei der Absorption von fettlöslichen Vitaminen helfen. Tomaten und Karotten zum Beispiel werden unter der Zugabe von Fett besser vom Körper aufgenommen und können so das Provitamin A an den Körper abgeben.

Tipps für hilfreiche Lebensmittel

- Nüsse und Samen sind nicht nur reich an gesunden Fetten, sondern auch vollgepackt mit Vitaminen, Mineralien, Proteinen und Ballaststoffen. Genießen Sie vor allem Macadamia-Nüsse, Mandeln, Erdnüsse, Cashewnüsse, Pekannüsse sowie Sonnenblumenkerne, Sesam, Hanf, Chia-Samen oder auch Kürbissamen. Versuchen Sie am besten täglich zwei Esslöffel Nüsse, die reich an Omega-3 Fettsäuren sind, in Ihre Ernährung zu integrieren.

- Essen Sie Blattgemüse, da es reich an Omega 3 Fettsäuren ist.

- Sojaprodukte und Fisch enthalten ebenfalls Omega 3 Fettsäuren.

- Integrieren Sie täglich mono-gesättigte Fettsäuren, wie z.B. Oliven, Olivenöl, Avocados und Macadamia-Nüsse.

- Benutzen Sie Kokosnussöl, Kokos-nussmilch und Joghurt bzw. Kefir.

- Entscheiden Sie sich für ein kalt-gepresstes Öl, wie z.B. Kokosnussöl, Avocado-Öl, Olivenöl oder auch Nussöle. Sie können diese auch über Salate träufeln oder für Dips und Smoothies verwenden. Vermeiden Sie Sonnenblumenöl, Soja oder Mais-

und Gemüseöle sowie erhitze Öle und Margarine.

Tipps für eine ausgewogene Ernährung Ihrer Kinder

Davon kann haufenweise auf den Teller:

Wenigstens die Hälfte des Tellers sollte mit einer farbenprächtigen Auswahl an Gemüse gefüllt sein. Einige dieser Gemüsesorten sind Spargel, Aubergine, Brokkoli, Rosenkohl, Zucchini, Gurke, Blumenkohl, Sellerie, Löwenzahn, Endivien, Fenchel, Knoblauch, Ingwer, Artischocke, grüne Bohnen, Paprika, Grünkohl, Lauch, Pilze, Zwiebel, Radieschen, Feldsalat, Spinat, Tomaten oder auch Wasserkresse.

Davon sollten Ihre Kinder reichlich essen:

Diese ballaststoffreichen und proteinreichen Nahrungsmittel enthalten „langsame" Kohlenhydrate, die große Insulinschwankungen verhindern. Dazu gehören Butterbohnen, schwarze Bohnen, Cannelloni Bohnen, Sojabohnen, Fisch, Kichererbsen, Bohnen, Linsen und Pinto Bohnen.

Dies sollten Ihre Kinder in Maßen genießen:

Glutenfreies Getreide und stärkehaltige Lebensmittel sind nur in begreznten Mengen zu empfehlen. Täglich sollte davon höchstens eine Portion gegessen werden. Idealerweise kann dies zusammen mit einem Abendessen gegessen werden: Amaranth, Buchweizen, glutenfreie Haferflocken, Hirse, Quinoa, Reis (Vollkorn), Rote Bete, Karotten sowie Süßkartoffeln.

Dunkle Beeren wie Blaubeeren, Kirschen, Himbeeren, Johannisbeeren sowie Zitrusfrüchte sind auch bekannt für ihre gesundheitsfördernde Wirkung. Sie sind die besten niedrig-glykämischen Lebensmittel, die man konsumieren kann. Steinfrüchte wie Nektarinen, Pflaumen, Äpfel und Birnen sind ebenfalls eine gute Quelle für Ballaststoffe und geben daher auch „langsame" Kohlenhydrate ins Blut ab. 1 bis 2 Portionen davon sind täglich erlaubt.

Das sollten Ihre Kinder zu sich nehmen:

Passen Sie auf den Verbrauch von zuckerhaltigen Früchten auf. Darunter fallen vor allem tropische Früchte wie Melonen, Trauben und Ananas. Kombinieren Sie diese am besten mit Proteinen und Fett. Getrocknete Früchte haben besonders viel Zucker, daher ist es besser, sie zu meiden. Natürlich sind vor allem Datteln öfter ein Bestandteil von Rezepten. Wenn Sie diese mit einer Proteinquelle kombinieren, dann verlangsamt sich die Abgabe des Zuckers ins Blut und kann somit ohne schlechtes Gewissen konsumiert werden.

Zucker kann durch Xucker oder Süßstoff ersetzt werden. Allerdings wird Süßstoff im Körper anders verstoffwechselt und sollte daher auch nur in Maßen eingesetzt werden. Xylit ist ein Birkenzucker und kann in größeren Mengen abführend wirken. Wenn man diesen Xucker nicht gewöhnt ist, kann einem davon auch schon mal übel werden. Gewöhnen Sie sich langsam an den neuen Xucker. Dann kann er relativ problemlos verwendet werden. Greifen Sie zudem auf Kokosblütenzucker oder Ahornsirup zurück. Aber wie gesagt, Ihre Kinder sollten davon auch nicht zuviel essen.

Dies sollten Ihre Kinder am besten vermeiden:

Glutenhaltige Getreide rufen oft Allergien hervor und können Sodbrennen fördern. Sie machen es auch deutlich schwerer, Gewicht zu verlieren. Vermeiden Sie besonders Weißmehl, Weizen, Gerste, Roggen und Pasta. Zu viel weißer Zucker ist ebenfalls nicht gesund und sollte vermieden werden. Das gilt ebenso für Agavennektar, Rohrzucker, Fruchtsüße oder Molasse.

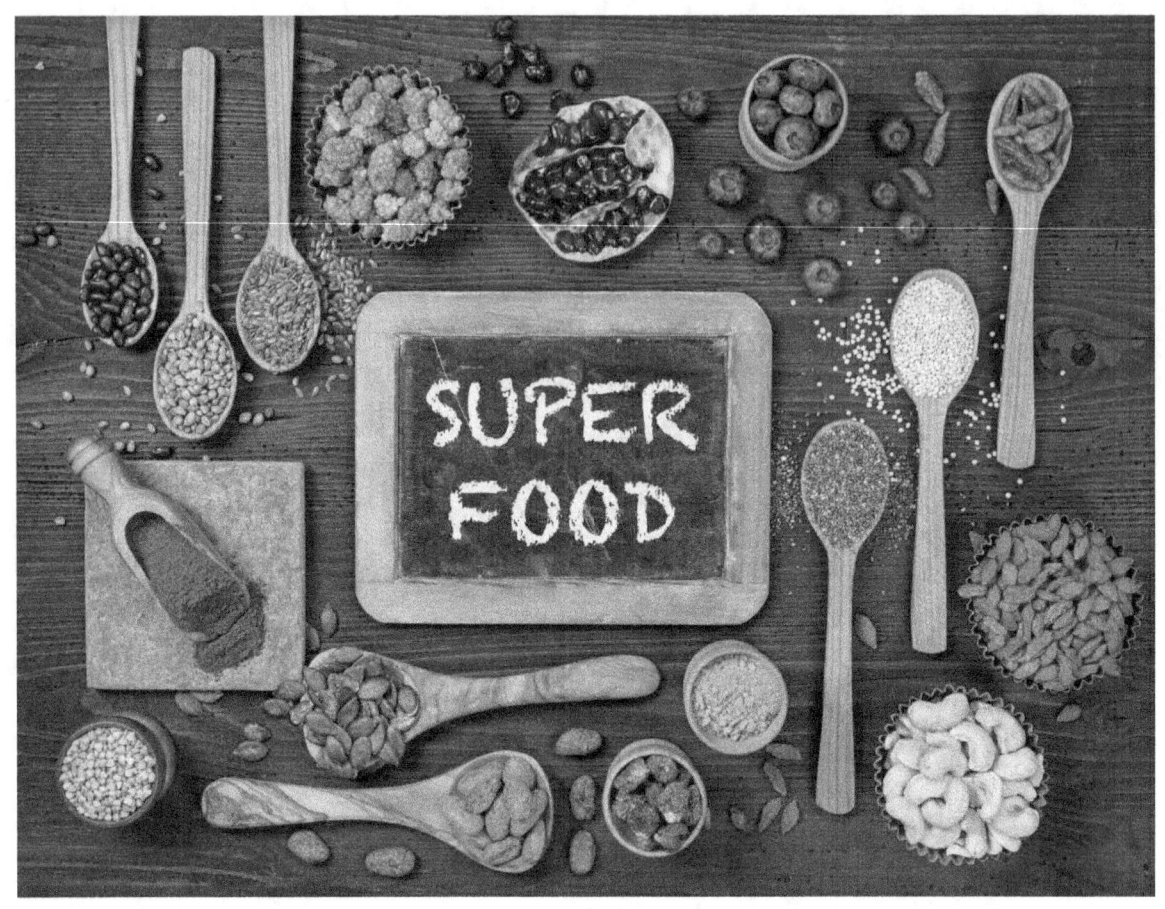

SUPER FOOD

Im Folgenden finden Sie 10 Superfoods, die eine Low Carb-Ernährung beinhalten sollte:

- **Blattgemüse** - bedeutet Grünkohl, Mangold und Spinat. Vielleicht bevorzugen Sie Grünkohl, weil es reich an Flavonoiden, Carotinoiden, Antioxidantien, Omega 3, Ballaststoffen, Vitamin K, Kalzium, Folsäure und Eisen ist. Spinat hat doppelt so viele Ballaststoffe wie anderes Grün und gibt Ihnen Folsäure, Vitamin B1, B2, B6, Vitamin A, Kalzium, Vitamin C, Omega 3, Eisen, Niacin, Phosphor und Beta-Karotin. Es wird Ihren Blutdruck senken und im Kampf gegen Herzkrankheiten und Knochenabbau helfen.

- **Beeren** - die vorteilhaftesten Beeren sind Erdbeeren, Himbeeren, Heidelbeeren und Goji-Beeren. Beeren haben Fruktose, aber Ihr Körper braucht diesen Zucker um gesund zu bleiben. Heidelbeeren haben Antioxidantien, Vitamine A, C, E und K, Zink, Kalzium, Mangan, Lycopin, Ballaststoffe, Niacin, und helfen zusätzlich noch gegen Herz-Kreislauferkrankungen.

- **Quinoa** - wird in der Regel als Getreide bezeichnet, ist aber eigentlich ein Samenkorn, verwandt mit Spinat und Roter Bete. Es gibt Quinoa in einer Vielzahl von Farben und es hat zwei große Verkaufsargumente: Es ist glutenfrei und eine große Proteinquelle. Proteinquellen sind selten in der Pflanzenwelt, sodass Quinoa eine ausgezeichnete Quelle für Vegetarier darstellt. Es ist reich an Eisen, Kalzium und enthält große Mengen an Mangan, Magnesium, Kupfer und Ballaststoffe. Es ist wirklich einfach zu kochen und schmeckt lecker in einem Salat.

- **Amaranth** - ein weiteres glutenfreies Getreide, welches eine große Quelle für Proteine, Folsäure und Vitamin B6 darstellt. Es ist eine gute Quelle für Ballaststoffe und eines der wenigen Körner, dass die Aminosäure Lysin enthält. Es wird nur noch von Quinoa übertroffen, in Bezug auf den Gehalt an Eisen. Es hat auch gezeigt, dass es dabei hilft, den Cholesterinspiegel zu senken. Es ist außerdem das einzige Korn, dass eine Quelle für Vitamin C ist.

- **Süßkartoffel** - die Knollen sind eine wunderbare Quelle für Vitamine und Mineralstoffe. Sie sind reich an Vitaminen A, C, D, B6 und voller Mineralien, Kalium, Eisen und Magnesium. Diese Kartoffeln werden garantiert ein fester Bestandteil Ihrer Ernährung sein.

- **Kiwi** - die köstliche, leicht säuerliche Frucht ist ein Beweis dafür, dass etwas kleines auch große Dinge bewirken kann. Eine große Kiwi deckt Ihre gesamte empfohlene Tagesdosis an Vitamin C ab. Sie sind auch reich an Vitaminen A und E. Ich empfehle, dass Sie zumindest ein paar davon wöchentlich essen.

- **Chiasamen und Leinsamen** - die Samen sind eine der größten Quellen von Omega 3 und Omega 6. Die einzig andere Möglichkeit, diese Fettsäuren zu konsumieren, sind Fischöle. Chiasamen sind eine gute Proteinquelle, sowie reich an Kalzium, Kalium, Ballaststoffen und Vitamin B. Leinsamen hemmen zur Bekämpfung von Krebs das Tumorwachstum und werden für die Reduzierung des Hormonstoffwechsels vorgeschlagen.

- **Avocados** - sind eine wunderbare Quelle für ungesättigte Fette, auch reich an Kalium, Folsäure sowie Vitamin K und E. Sie sind eine tolle Ergänzung zu Sandwiches oder Salaten.

- **Spirulina und Chlorella** - Spirulina ist eine Cyanobakterie, die zu den nährstoffreichsten Nahrungsquellen auf dem Planeten zählt. Es ist eine hohe Proteinquelle, die reich an B-Vitaminen ist und auch helfen soll, eine richtige Anämie zu verbessern, radioaktive Schäden zu verringern und den Cholesterinspiegel zu senken. Chlorella ist eine ähnliche grüne Alge, die als Entgiftung für den Körper wirkt. Wenn diese beiden Algen kombiniert werden, können Sie einen entscheidenden Effekt auf Ihre Gesundheit haben. Doch Achtung, der Geschmack kann anfangs etwas gewöhnungsbedürftig sein.

- **Mandeln** - diese Nüsse sind voller Vitamine, gesunden Fetten und Ballaststoffe. Wegen Ihres hohen Fettgehalts sind sie reich an Kalorien und machen sie so zu dem perfekten Essen für einen Snack. Sie können auch mit Haferflocken, Desserts und Salaten kombiniert werden. Nehmen Sie ab und zu eine kleine Portion für später mit, die Sie bei sich tragen können.

Der Schlüssel zum Erfolg

Der Schlüssel zum Erfolg ist eine breite Vielzahl an Nahrungsmittel zu essen und zu versuchen, alle Arten von Nährstoffen darin zu integrieren:

- **Proteine** - Eiweiß ist der Hauptbestandteil unserer Haut, Haare sowie Nägel und wir brauchen es, um gesund zu bleiben. Wie bereits erwähnt ist Fleisch nicht die einzige Quelle von Proteinen. Spinat, Grünkohl, Soja, Bohnen, getrocknete Tomaten, Rosenkohl, Brokkoli und Erbsen sind nur einige der häufigsten und leckersten Optionen. Zum Glück gibt es hier eine sehr lange und vielseitige Liste.

- **Kalzium** - es wird empfohlen, pro Tag mindestens 1000mg Kalzium zu konsumieren, also das Äquivalent von drei Tassen Milch oder Joghurt. Milch und Joghurt sind in einer vegetarischen Ernährung erlaubt (nicht bei veganer Ernährung), aber es gibt auch andere große

- Kalziumquellen wie grünes Blattgemüse, Brokkoli, Bohnen, Feigen, Sonnenblumen und Getreide. Vegetarier und Veganer sollten mindestens zwei Portionen davon in ihre tägliche Ernährung integrieren, um die täglich benötigte Dosis an Kalzium zu erhalten.

- **Vitamin D** - Vitamin D hilft Kalzium zu absorbieren und es zu Knochen und Ihren Zähnen zu transportieren. Ihr Körper kann sein eigenes Vitamin D produzieren, jedoch hilft der Verzehr von Nahrungsmitteln mit einem hohen Gehalt an Vitamin D vor allem in den Wintermonaten. Soja, Milchprodukte und Eier sind nur ein paar von vielen guten Quellen für Vitamin D.

- **Eisen** - Eisen hilft bei der Produktion von Hämoglobin sowie Blutzellen, und verhindert die Entwicklung einer Anämie. Zu finden ist es in Getreide, getrockneten Früchten, Melasse, Sesam, Soja und in dunklem Blattgemüse. Aber vergessen Sie nicht, dass man auch einen hohen Anteil an Vitamin C braucht, um das Eisen mit dem Körper aufnehmen zu können.

- **Vitamin B12** - dieses Vitamin ist in tierischen Produkten, aber auch in Milchprodukten und Eiern enthalten. Menschen, die Milchprodukte und Eier zusätzlich zu einer vegetarischen Ernährung essen möchten, erhalten viel von diesem Vitamin. Veganer können manchmal nicht genug davon bekommen und sollten Vitamin B-12 zu ihrer Ernährung ergänzen.

55 LECKERE UND GESUNDE REZEPTE FÜR KINDER

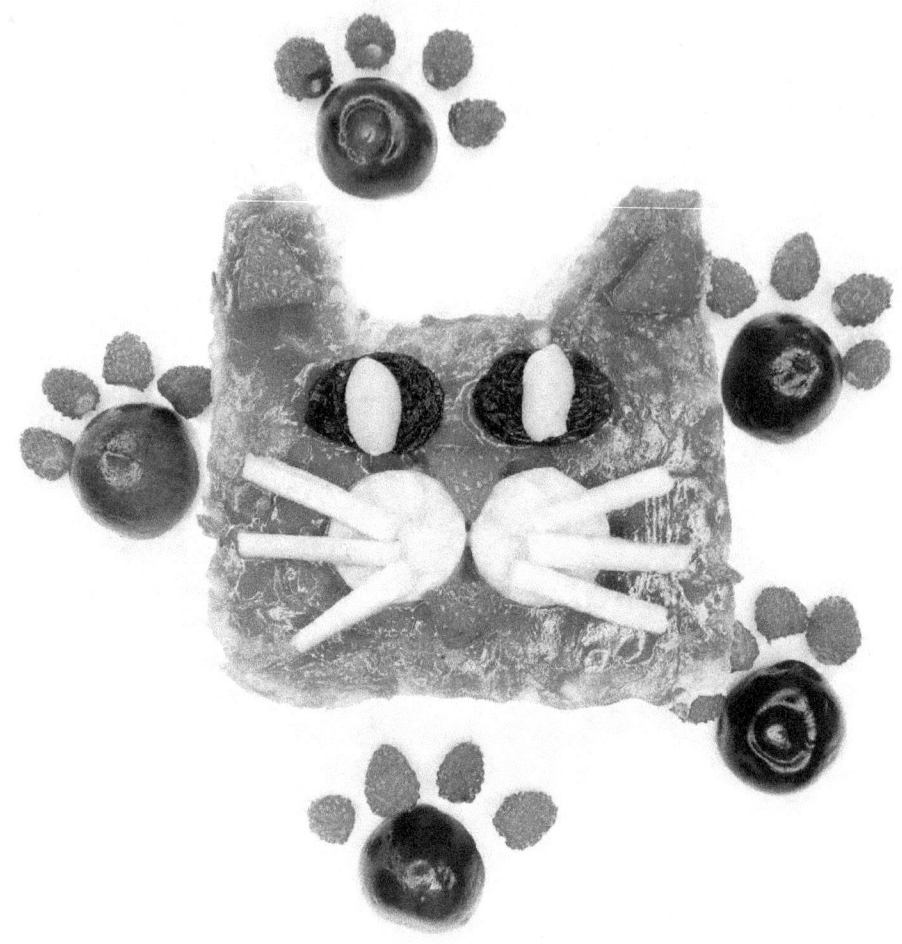

FRÜHSTÜCK

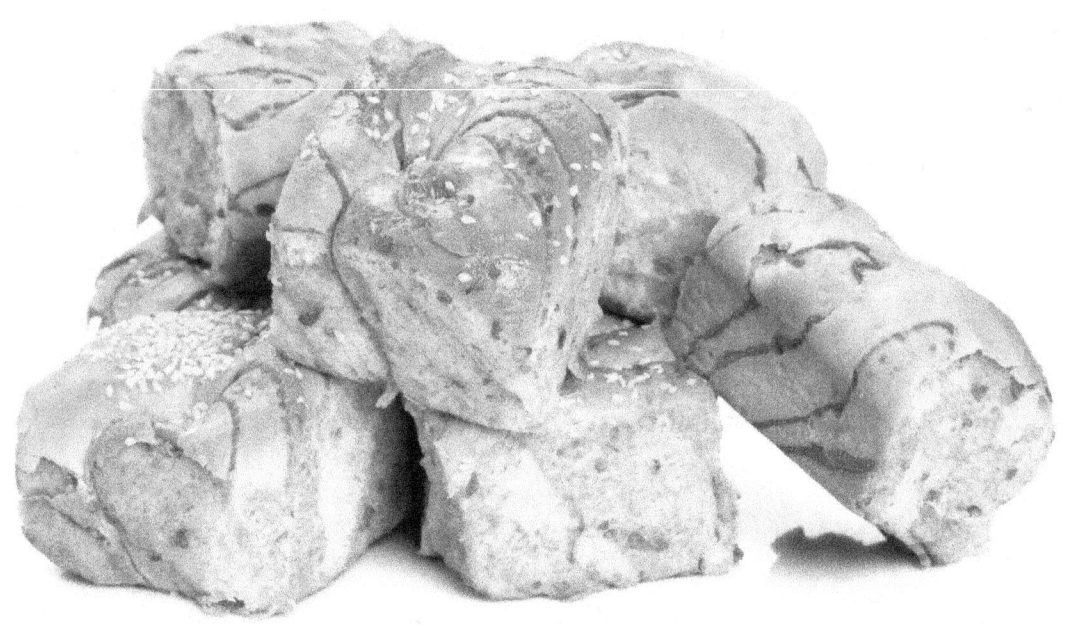

FRANZÖSISCHES EIBROT MIT ZIMT

Portionen: 4
Zubereitungszeit: ca. 35 Minuten

Zutaten:

8 kleine Bio-Eier, Eiweiß und Eigelb separat

½ Tasse Ahornsirup

1 EL gemahlener Zimt

1/3 Tasse Kokosnussmilch(Vollmilch)

1/3 Tasse Pfeilwurz-Mehl

1 TL Vanilleessenz

1/3 Tasse gut gesiebtes Kokosnussmehl

Zubereitung:

Als Erstes, heizen Sie den Herd auf 175 Grad vor. Bedecken Sie eine Backform mit Wachspapier. Wenn es für Sie leichter ist, fetten Sie das Papier mit Low Carb-freundlichem Kochspray ein. Schlagen Sie das Eiweiß mit dem Mixer oder EL steif. Verühren Sie das Eigelb, den Ahornsirup, die Vanilleessenz, das Zimtpulver, die Kokosnussmilch und das Pfeilwurzpulver in einer kleinen Schale zusammen. Heben Sie danach das Eiweiß unter.

Geben Sie die Hälfte vom gesiebten Kokosnussmehl hinzu und vermischen Sie die Mixturen vorsichtig. Geben Sie währenddessen das übrige Kokosnussmehl hinzu. Kneten Sie alles gut zusammen. Füllen Sie den Teig in die vorbereitete Backform und verteilen Sie ihn gleichmäßig mit einer Teigrolle. Backen Sie den Teig 20 Minuten lang, bis er goldbraun ist und sich weich anfühlt. Lassen Sie ihn danach 10 Minuten lang abkühlen und lösen Sie das Brot mit Hilfe der Ränder des Wachspapiers von der Backform oder legen Sie es mit dem Wachspapier auf ein Schneidebrett. Entfernen Sie vorsichtig das Wachspapier vom Brot. Schneiden Sie es mit einem scharfen Messer, genießen Sie es warm oder kühlen Sie es für später.

KLASSISCHES SANDWICH

Dieses Rezept eignet sich ideal als Frühstück und auch als Pausenbrot für die Schule.

Portionen: 3
Zubereitungszeit: ca. 25 Minuten

Zutaten:

½ Tasse Kokosnussmehl (gesiebt)

2 kleine Karotten, grob geschnitten

¼ Tasse Mandelmilch, Kokosnussmilch oder

Wasser

2 ganze Bio-Eier

Koscheres Salz und schwarzer Pfeffer

¼ TL französische oder italienische Kräuter

Zubereitung:

Heizen Sie den Herd auf 200 Grad vor und bedecken Sie ein Backblech mit Backpapier. Legen Sie die Karotten und das Kokosnussmehl in Ihren Blender und mixen Sie sie 1 Minute lang, bis die Mischung wie orange Krümel aussieht. Fügen Sie dann alle weiteren Zutaten hinzu und mixen Sie sie weich, 2 Minuten lang. Teilen Sie die Mischung in 8 Teile und formen Sie sie auf dem Backblech in Kreise. Befeuchten Sie Ihre Hände etwas, damit die Mischung nicht an Ihren Händen kleben bleibt. Die Kreise sollten dicker als 0.6 Zentimeter sein, damit sie nicht zusammenfallen.

Backen Sie die Teile 15 Minuten lang, bis sie etwas braun am Boden und trocken auf der Spitze werden. Kühlen Sie sie ein paar Minuten, bevor Sie sie vom Backblech nehmen. Sie können auch mehr zubereiten und diese kühlen, aber wie empfehlen, das Gebäck innerhalb einer Stunde zu essen, da es dann am besten schmeckt. Es kann im Toaster gewärmt werden und wenn Sie es mit etwas füllen möchten, tun Sie dies vorsichtig, da die Teile leicht zerfallen.

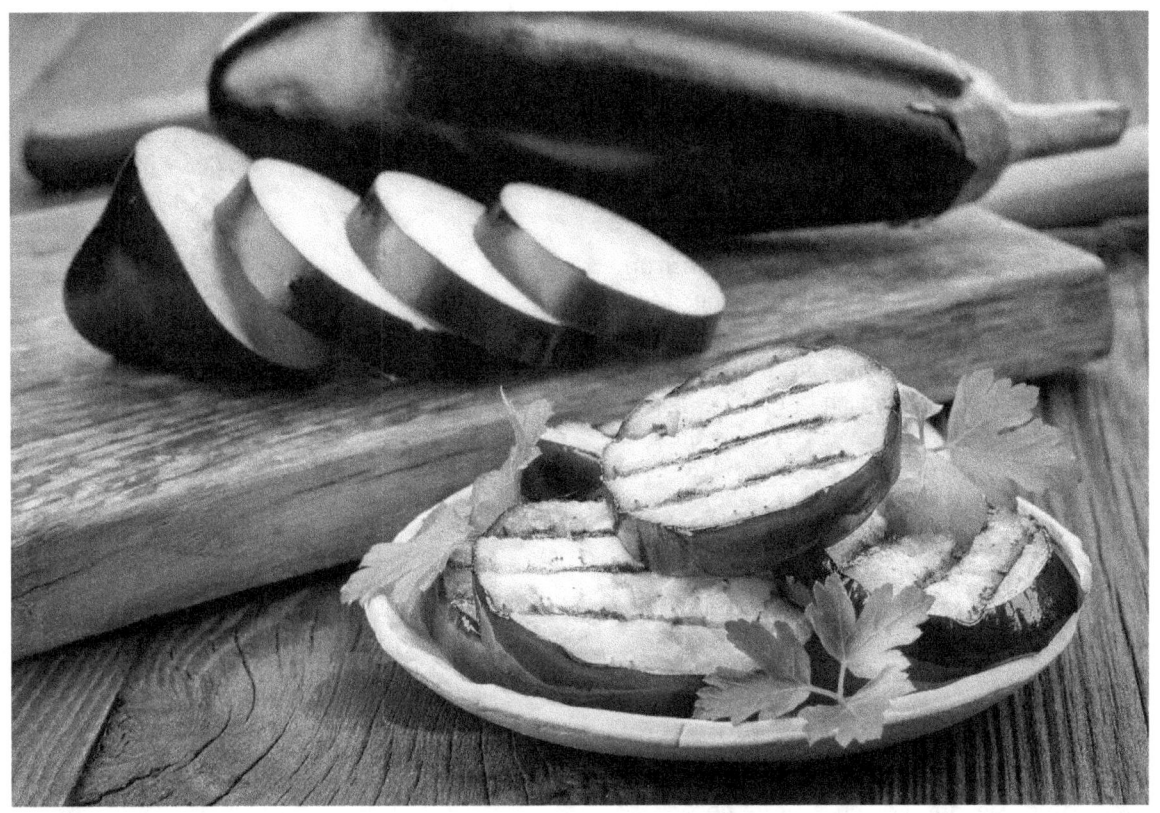

RUNDE AUBERGINEN-STREIFEN

Portionen: 2
Zubereitungszeit: 14 Stunden

Zutaten:

2 große Auberginen

1 Tasse Olivenöl (Auberginen absorbieren

viel Öl)

8 TL Apfel-, Palm- oder Kokosnussessig

4 EL purer Ahornsirup

1 TL Paprika

1 Prise Salz

Zubereitung:

Waschen Sie die Auberginen gründlich und schneiden Sie sie zu kleinen Streifen. Für praktische Zwecke können Sie auch größere Streifen halbieren. Unhalbiert haben die Streifen einen appetitlichen Speck-Look. Vermischen Sie das Öl, Essig, Ahornsirup und Paprika in einer großen Schale. Fügen Sie vorsichtig und nacheinander die Streifen zur Mischung hinzu und stellen Sie dabei sicher, dass jeder Streifen gründlich in die Flüssigkeit getunkt wird. Marinieren Sie die Streifen 4 bis 6 Stunden lang und platzieren Sie sie danach folgendermaßen auf ein Backblech:

Bedecken Sie ein oder zwei Backbleche mit Backpapier. Legen Sie die Gemüsestreifen auf die Backbleche nah beieinander und salzen Sie sie etwas. Backen Sie die Streifen im Herd bei der niedrigsten Temperatur 10 bis 12 Stunden lang, bis sie trocken und knusprig sind. Drehen Sie sie währenddessen einmal um, damit sie auf beiden Seiten gebacken werden. Falls das Backblech mit Öl betropft, wischen Sie es mit einem Papiertuch weg.

FRÜHSTÜCKS-KASSEROLLE MIT SCHWEINEFLEISCH

Portionen: 3
Zubereitungszeit: ca. 1 Stunde

Zutaten:

500g Schweinefleischgehacktes

10 Bio-Eier

1 grüne Paprika, in mundgerechte Würfel geschnitten

2 Tassen rote Zwiebeln, fein geschnitten

Koscheres Salz, grob gemahlener schwarzer Pfeffer, getrockneter Oregano

frisch geschnittenes Dill

Zubereitung:

Als Erstes, heizen Sie den Herd auf 350 Grad vor. Schmoren Sie das Schweinefleischgehackte in einer Bratpfanne, bis das Fleisch seinen Geruch abgibt, was etwa 15 bis 20 Minuten dauern sollte. Schlagen Sie dann die Eier auf und verrühren Sie sie in einer mittleren Schale, fügen Sie die geschnittene grüne Paprika, Gewürze, Zwiebeln, den Oregano und das geschmorte Schweinsgehackte hinzu. Fetten Sie eine tiefe Backform mit etwas geschmolzenem Kokosnuss- oder Olivenöl ein, gießen Sie die Ei-Mischung darein und bestreuen Sie die Mixtur nun mit einer Schicht Dill.

Backen Sie das Essen nun in der Mitte des Herds 35 bis 40 Minuten lang. Prüfen Sie das Gericht mit einem Spieß oder Zahnstocher. Nehmen Sie das Essen nach dem Backen aus dem Herd, schneiden Sie es in Quadrate oder Diamantformen und servieren Sie es mit etwas Low Carb-Brot oder Salat. Dieses Gericht ist perfekt als Pausenbrot oder Frühstück geeignet.

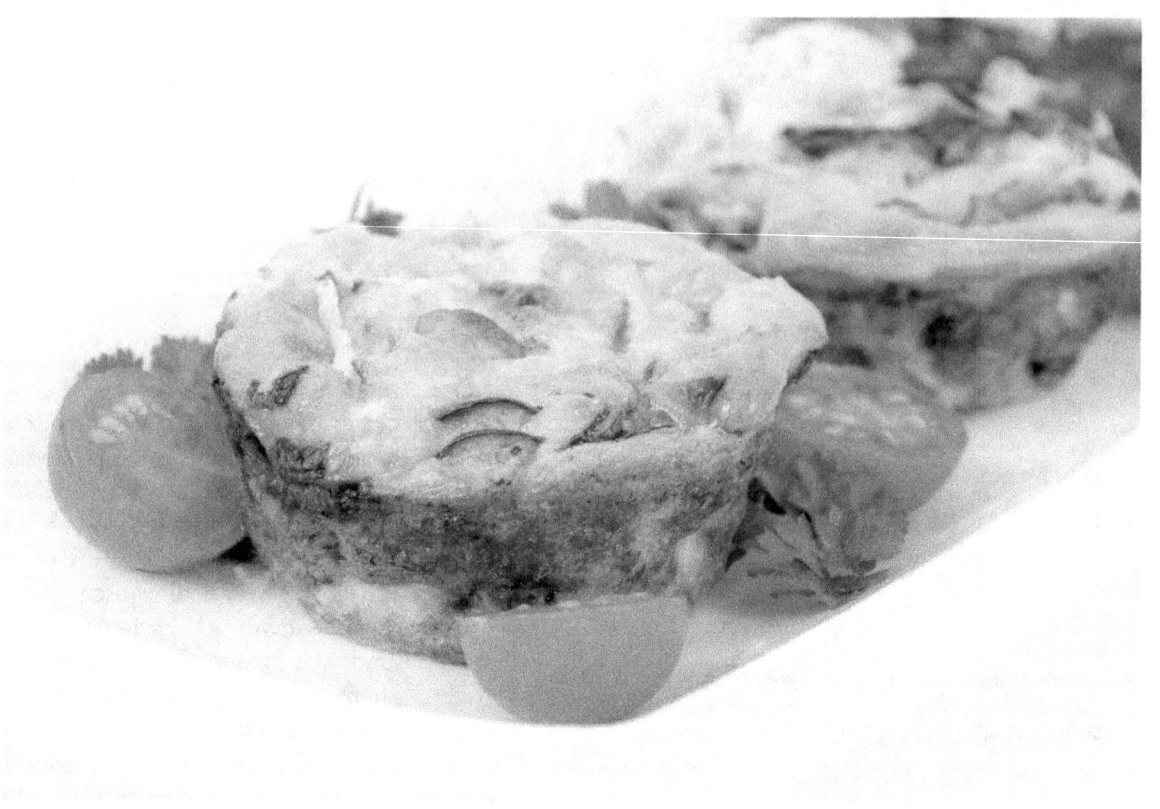

HERZHAFTE EIER-MUFFINS

Portionen: 4
Zubereitungszeit: ca. 35 Minuten

Zutaten:

10 Streifen ungekochter hochwertiger Speck, grob geschnitten

1 Tasse rote Zwiebeln, fein in Würfel geschnitten

1 große rote Paprika, in Würfel geschnitten

10 Bio-Eier

Frischer Schnittlauch, zerhackt

Koscheres Salz

Zubereitung:

Als Erstes, heizen Sie den Ofen auf 175 Grad vor. Vermischen Sie den Speck, die Zwiebeln und die Paprika in einer mittleren Schüssel. Fetten Sie eine Muffin-Form für 10 Muffins ein und füllen Sie jeden Muffin-Behälter bis zu 3 Vierteln. Zerschlagen Sie vorsichtig ein Ei auf jede Speck-Mischung, ohne das Eigelb zu beschädigen.

Bestreuen Sie die Spitze jedes Eis mit zerhacktem Schnittlauch und etwas Meersalz und grobem schwarzem Pfeffer. Backen Sie die Muffins dann vorsichtig in der Mitte des Herds 20 bis 25 Minuten lang, bis das Ei gar wird. Schieben Sie die Muffins nun aus dem Herd, lassen Sie sie abkühlen und servieren Sie sie mit etwas Brot. Sie sind im Kühlschrank 2 Tage lang haltbar.

Die Muffins eignen sich ideal zum Frühstück, als Pausenbrot aber auch zu Geburtstagen.

SELLERIE MIT SPECK

Portionen: 2
Zubereitungszeit: ca. 50 Minuten

Zutaten:

1 große Sellerie

1 große rote Zwiebel, fein geschnitten

2 Knoblauchzehen, fein geschnitten

½ TL koscheres Salz

250g Speck, fein geschnitten

5 TL Kokosnussöl

½ TL französische oder italienische Kräuter

Zubereitung:

Als Erstes, heizen Sie den Herd auf 80 Grad vor. Fetten Sie dann ein kleines tiefes Backblech ein. Geben Sie Kochfett in eine Bratpfanne und braten Sie den Knoblauch, Speck und die Zwiebel, bis sie Düfte abgeben. Geben Sie Gewürze nach Geschmack hinzu. Bereiten Sie dann die Sellerie vor: Schälen Sie und vierteln Sie sie. Danach schneiden Sie sie in feine Sticks oder geben Sie sie in den Blender. Fügen Sie die Masse zu der Speckmixtur hinzu und kochen Sie das Gemisch kurz.

Prüfen Sie mit einem Zahnstocher oder Spieß, ob das Gericht gar ist. Wenn es fertig ist, schneiden Sie in Rechtecke oder Quadrate, servieren Sie es zum Frühstück oder verpacken Sie es als Pausenbrot.

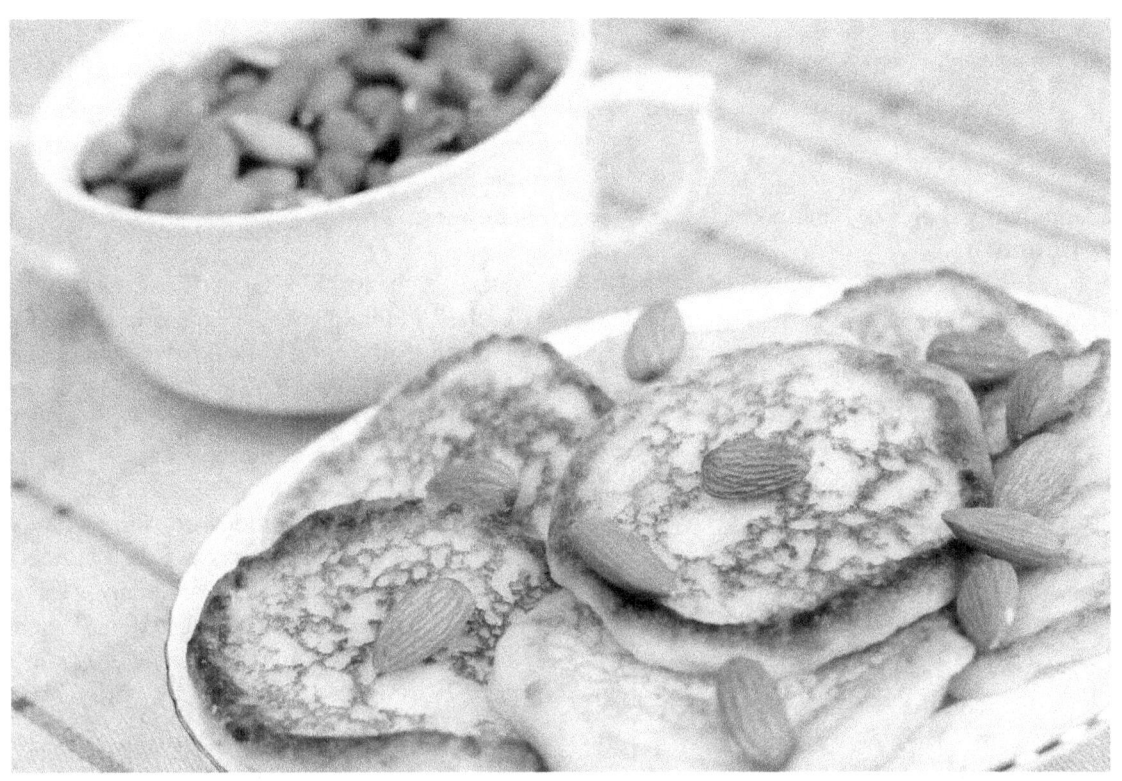

MANDELPFANNKUCHEN

Zubereitungszeit: 25 Minuten
Portionen: 6

Zutaten:

3 Tassen Mandelmehl

½ Tasse Kokosnuss Milch

½ Tasse Kokosnuss Öl (geschmolzen)

¼ Tasse Honig

8 große Eier

I EL Vanille Extrakt

I TL Backpulver

Zubereitung:

Alle Zutaten gemeinsam in die Küchenmaschine geben und pürieren bis eine cremige Konsistenz erreicht ist und alle Zutaten gleichmäß ig vermischt sind. Eine groß e Bratpfanne mit dem gewünschten Öl einfetten und nacheinander die Pfannkuchen braten. Pro Pfannkuchen ¼ Tasse Teig verwenden.

KOKOSNUSS-MUFFINS

Zubereitungszeit: 30 Minuten
Portionen: 6

Zutaten:

½ Tasse Kokosnuss Mehl

1/3 Tasse Honig

1/3 Tasse Kokosnuss Öl (geschmolzen)

6 große Eier (geschlagen)

½ TL Backpulver

¼ TL Salz

½ Tasse Blaubeeren (frisch oder gefroren)

Zubereitung:

Den Ofen auf 175 Grad Celsius vorheizen und 12 Muffinförmchen einfetten. Kokosnuss Mehl, Salz und Backpulver in eine Mixschüssel geben. In einer weiteren Schüssel Eier, Honig und Kokosnuss Öl vermischen. Die Zutaten aus der ersten Schüssel langsam in die zweite Schüssel schütten und währenddessen rühren, sodass ein cremiger Teig entsteht. Die Blaubeeren vorsichtig unterrühren. Dann den Teig auf die Muffinförmchen verteilen (jedes Förmchen zu 2/3 mit Teig befüllen). Für 15 bis 20 Minuten backen, bis die Muffins vollständig gar sind.

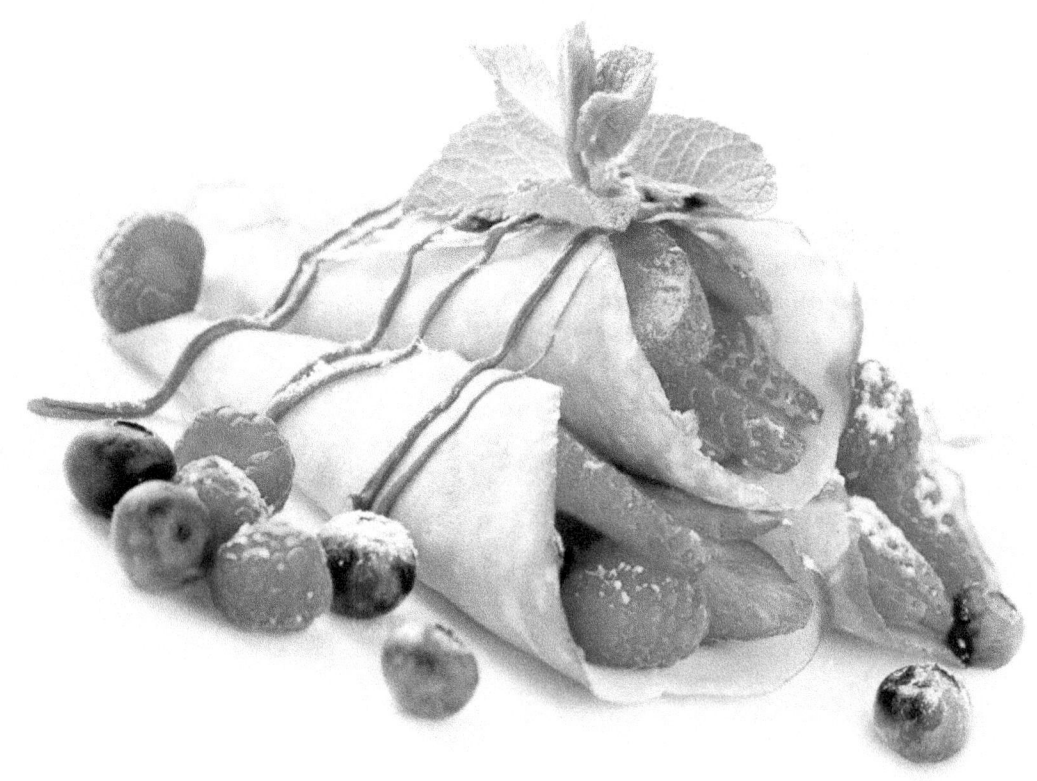

CRÊPES MIT BEEREN

Zubereitungszeit: 30 Minuten
Portionen: 8

Zutaten:

½ Tasse Mandelmehl

2 EL Pfeilwurzelmehl

2 EL Wasser

I EL Honig

5 große Eier

I TL Vanille Extrakt

I Prise Salz

I Tasse Erdbeeren

I Tasse Blaubeeren

Zubereitung:

Die Eier in einer kleinen Schüssel schaumig schlagen, dann Salz, Honig und Vanille Extrakt langsam hinzugeben. Das Mehl unterrühren und dabei darauf achten, dass keine Klumpen entstehen. Das Wasser ebenfalls in den Teig rühren bis eine flüssige Konsistenz erreicht ist. Den Teig für 15 Minuten ruhen lassen, dann noch einmal kräftig umrühren. Eine groß e Bratpfanne erhitzen, mit Öl einfetten und die Crêpes darin braten. Dafür jeweils ¼ Tasse Teig pro Crêpes verwenden. Dann die Beeren auf den fertigen Crêpes verteilen und diese zum Servieren einrollen.

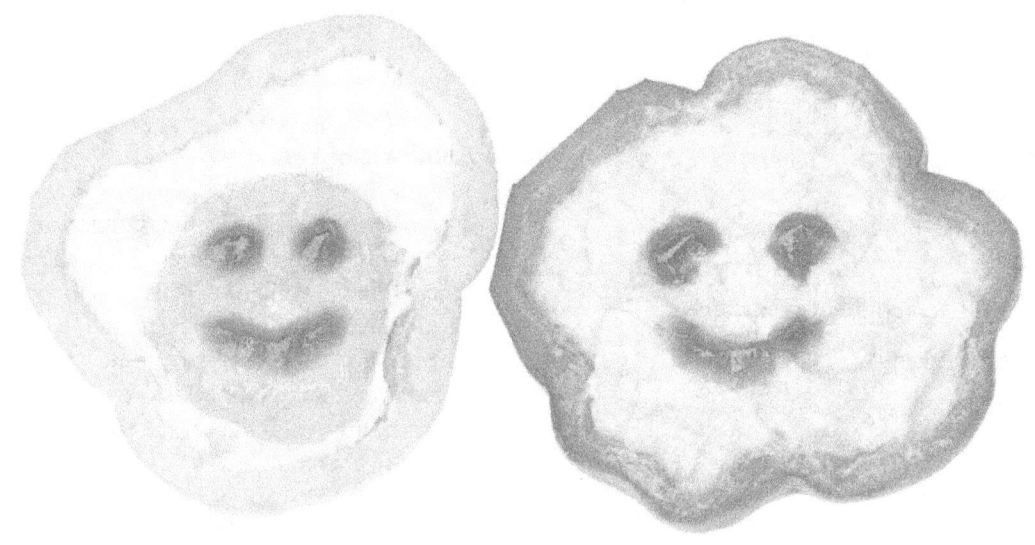

EI IN PAPRIKA

Zubereitungszeit: 10 Minuten
Portionen: 3

Zutaten:

3 Eier

3 Paprika (der Länge nach halbiert)

½ TL Salz

1 TL Schwarzer Pfeffer

Olivenöl

Zubereitung:

Das Öl in der Pfanne erhitzen und die Eier darin braten wie normale Spiegeleier. Die Eier aus der Pfanne nehmen und in die halbierten Paprika legen (wenn nötig zurecht schneiden). Mit Salz und Peffer bestreuen und heiß servieren.

KÜRBIS DONUTS

Zubereitungszeit: 35 Minuten
Portionen: 5

Zutaten:

1 Tasse ungesalzene Mandelbutter

¼ Tasse Kürbismus

¼ Tasse Honig

½ TL Salz

2 TL Vanille

½ TL Backpulver

2 TL Zimt

2 TL Kürbiskuchen Gewürz

Zubereitung:

Den Ofen auf 160 Grad Celsius vorheizen. Die Mandelbutter in einer Schüssel cremig rühren. Dann Vanille, Kürbis, Honig und Eier hinzugeben. Mit dem Handmixer weiter-rühren bis alle Zutaten eine homogene Masse ergeben. Dann Backpulver, Salz und Gewürz in die Schüssel zu den restlichen Zutaten geben.

Ein weiteres Mal gut verrühren. Donutförmchen gut einfetten und mit dem Teig befüllen. Dann für 15 Minuten im vorgeheizten Ofen backen. Die Donuts sind vollkommen gar, wenn ein man einen Zahnstocher in die Masse stechen kann dabei kein Teig an dem Zahnstocher hängen bleibt. Die Donuts für etwa 10 Minuten auskühlen lassen und zum Servieren mit etwas Honig beträufeln.

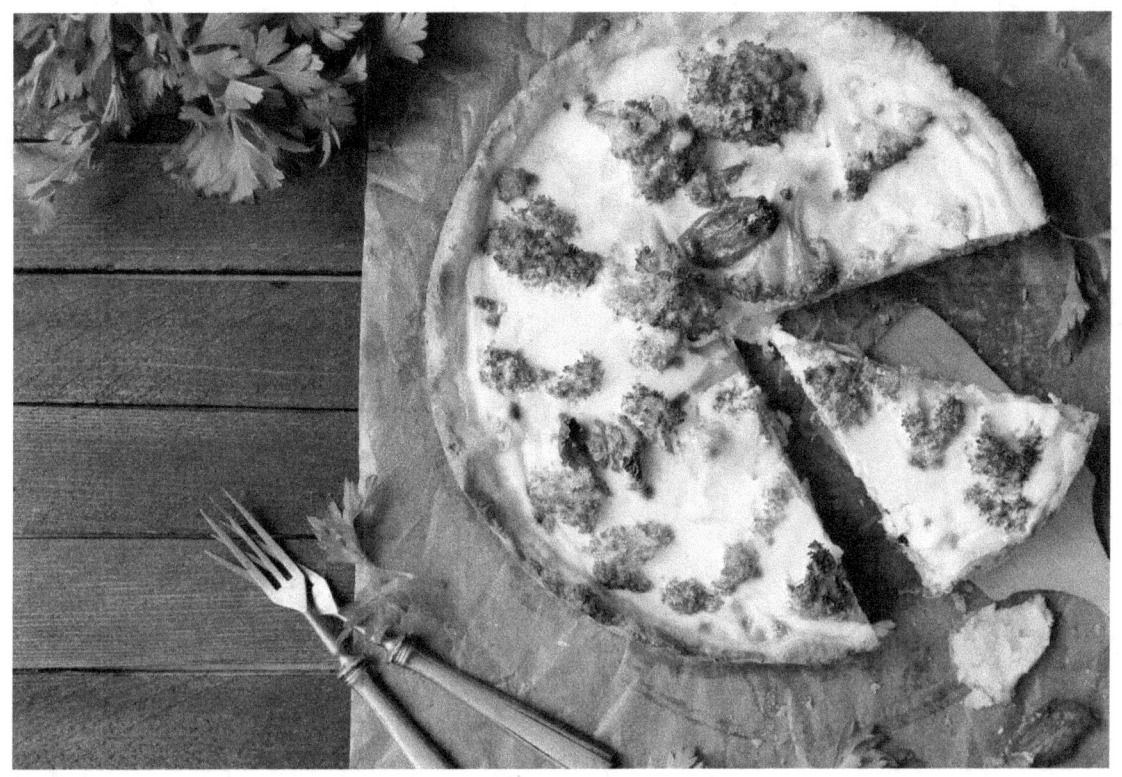

FRITTATA MIT BROKKOLI UND FRÜHLINGSZWIEBEL

Zubereitungszeit: 25 Minuten
Portionen: 3

Zutaten:

2 ½ große Eier

1 Tasse Brokkoli (gehackt)

¾ TL Knoblauchpulver

½ Frühlingszwiebel

1/3 Tasse Tomaten (gewürfelt)

½ TL Meeressalz

Olivenöl zum Braten

Zubereitung:

In einer Bratpfanne das Olivenöl erhitzen.
Brokkoli, Frühlinszwiebel und Tomaten in die
Pfanne geben und dünsten bis der Brokkoli
weich ist. Eier in einer Schüssel schlagen und
dann in die Pfanne zu den anderen Zutaten
gieß en. Bei niedriger bis mittlerer Stufe
braten bis das Ei vollkommen gestockt ist.
Dann die Frittata wenden und von der
anderen Seite braten bis beide Seiten
goldbraun sind.

ZUCCHINI PFANNKUCHEN

Zubereitungszeit: 25 Minuten
Portionen: 3

Zutaten:

2 große Zucchini (gerieben)

2 große Eier (geschlagen)

1 ½ rote Paprika (gewürfelt)

1 TL Salz

½ TL schwarzer Pfeffer

¾ TL Knoblauchpulver

Kokosnuss Öl (zum Braten)

Zubereitung:

Die Zucchini in eine mittlere Schüssel reiben und mit der gewürfelten Paprika vermischen. Die Eier in einer anderen Schüssel schaumig schlagen und den schwarzen Pfeffer hineinstreuen. Die Zucchini mit der Paprika in die Schüssel mit dem Ei geben und mit einem groß en Löffel alle Zutaten vermischen. Das Kokosnuss Öl in einer Pfanne erhitzen, dann die Mischung aus der Schüssel in die Pfanne gieß en, verteilen und die Zucchini mit einem Löffel möglichst gleichmäß ig in der Pfanne festdrücken. Dann den Pfannkuchen von beiden Seiten bei mittlerer Hitze goldbraun braten.

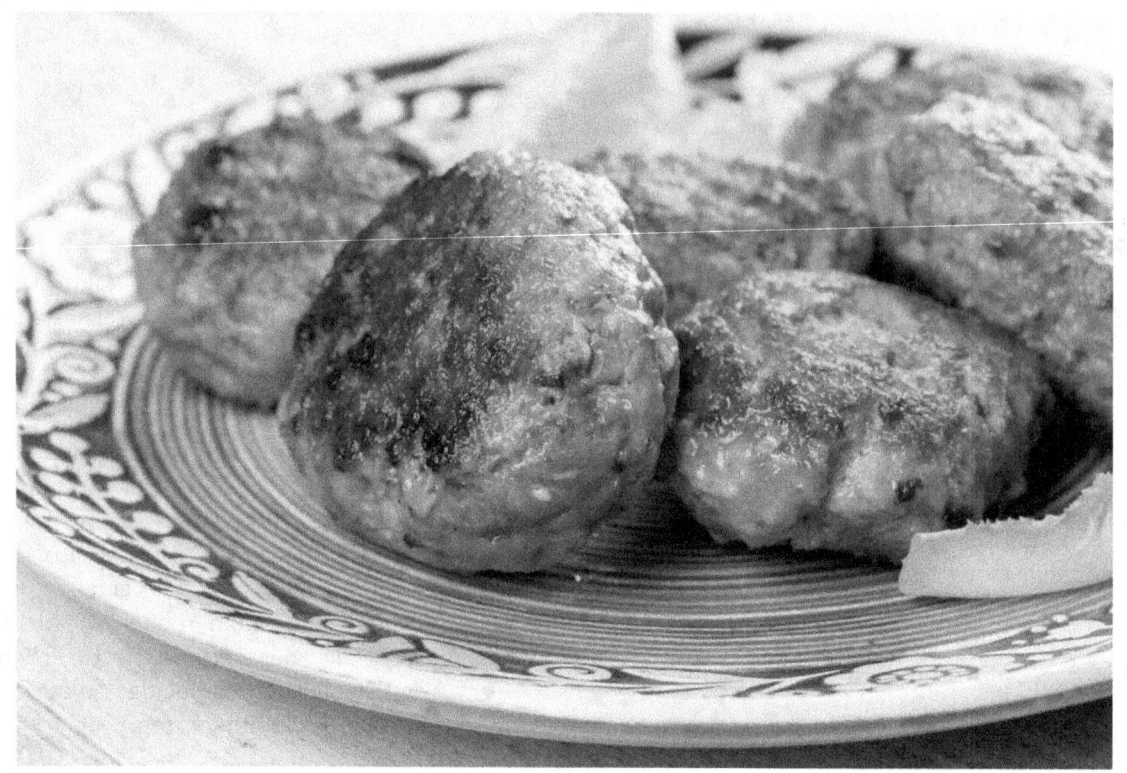

SCHWEINE PASTETE

Zubereitungszeit: 30 Minuten
Portionen: 4

Zutaten:

700g Schweinemett

½ TL Thymian

½ TL Salbei

I Tl Fenchelkörner

I TL Meeressalz

I TL Cayenne Pfeffer (Pulver)

I TL Nelken (gemahlen)

I TL Muskatnuss

I TL Schwarzer Pfeffer

Olivenöl

Zubereitung:

In einer kleinen Schale alle Gewürze, sowie Salz und Pfeffer vermischen. Das Schweinemett in eine Schüssel geben und mit der Mischung Aus Gewürzen bestreuen. Mit den Händen Fleisch und Gewürze gleichmäß ig vermengen. Aus dem Fleisch kleine Förmchen formen und diese in einer Bratpfanne mit Kokosnuss Öl braten bis sie vollkommen gar und goldbraun sind.

LOW CARB MÜSLI

Zubereitungszeit: 10 Minuten
Portionen: 4

Zutaten:

½ Tasse Kokosnuss Flocken

1/3 Tasse karamellisierte Kokosnuss Flakes

1/3 Tasse Mandelplättchen

1/3 Tasse Cashew Nüsse (nicht geröstet)

1/3 Tasse Walnüsse

1/3 Tasse frische Beeren

1/3 Tasse frische Erdbeeren

1/3 Tasse Birne (gewürfelt)

½ TL Muskatnuss

3 EL Honig

Zubereitung:

Die Nüsse in einer Pfanne kurz anrösten, sodass sich der Geschmack optimal entfalten kann. Alle Zutaten in einer Schale vermischen, Milch hinzugeben und Honig über das Müsli laufen lassen.

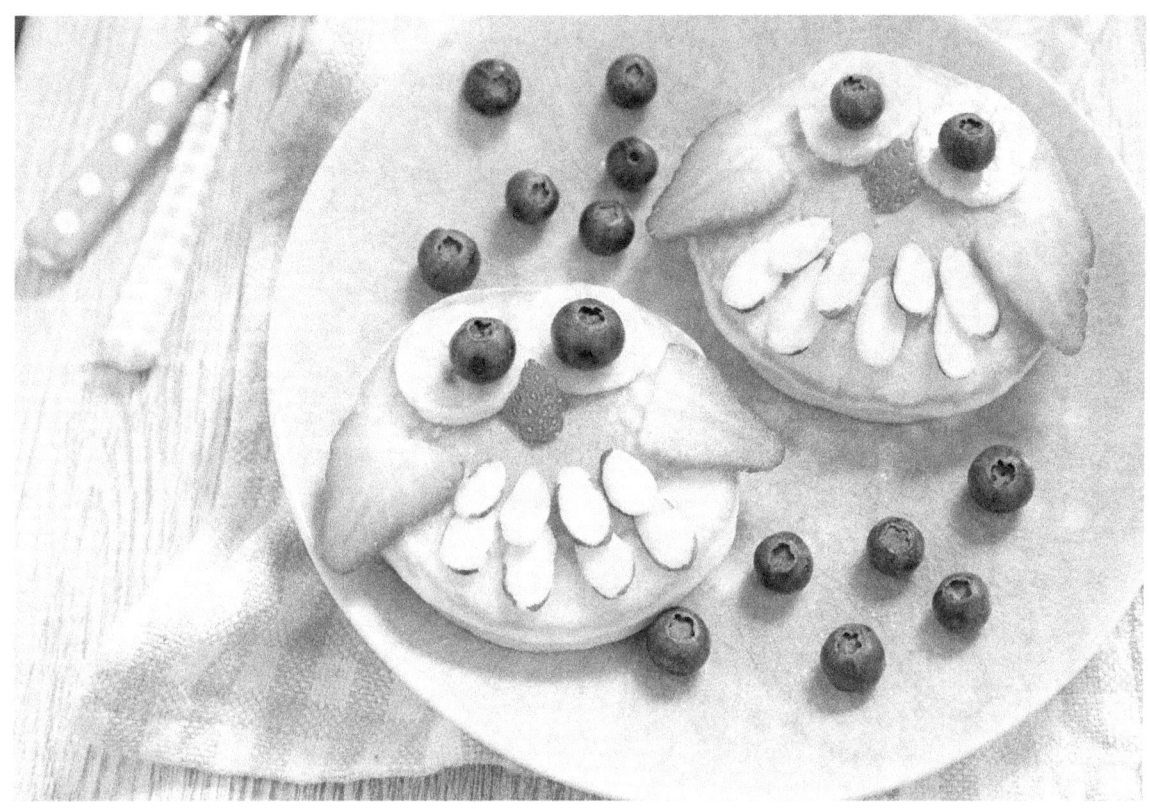

SNACKS

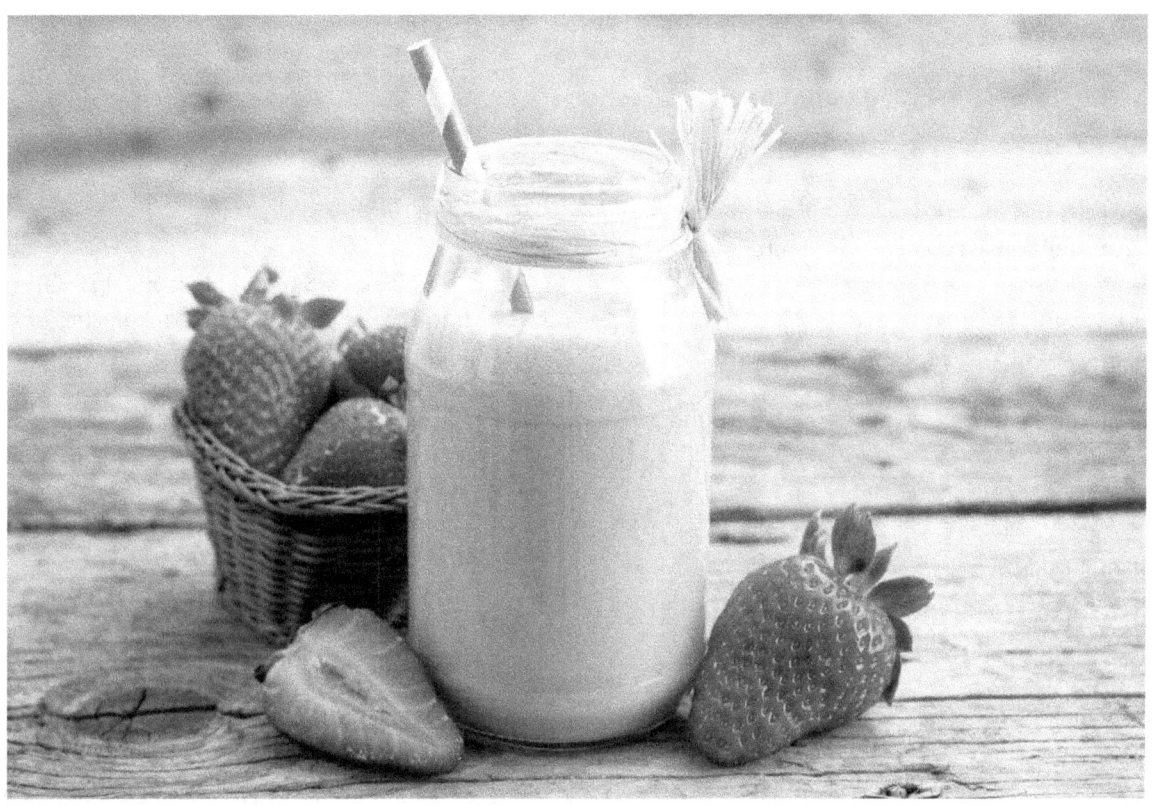

ERDBEER-SHAKE

Portionen: 4
Zubereitungszeit: 10 Minuten

Zutaten:

1 ½ Tassen geriebene Erdbeeren

1/3 Tasse Passionsfrucht, Fruchtfleisch

¼ Tasse Honig

¼ Tasse Pfirsich-Fruchtfleisch

1/3 TL Salz

1 Tasse Wasser

Zubereitung:

Mixen Sie alle Zutaten zusammen. Fügen Sie Salz hinzu und mixen Sie weiter. Geben Sie Honig hinzu und schütteln Sie den Shake gut. Servieren Sie den Snack in Gläsern. Er ist ideal für Kinder und für zwischendurch.

LOW CARB CRACKER

Portionen: 4
Zubereitungszeit: ca. 15 Minuten

Zutaten:

1 Ei, schaumig geschlagen

2 EL ungesalzene Butte, geschmolzen und

gekühlt

3 Tassen blanchiertes Mandelmehl

1 EL Honig

1 ½ TL Salz

Zubereitung:

Als Erstes, heizen Sie den Herd auf 175 Grad vor und bedecken Sie 2 Backbleche mit Backpapier. Vermischen Sie den Honig, das Salz, die geschmolzene Butter und das Ei. Formen Sie nun aus der Mischung und dem Mandelmehl einen Teig und rollen Sie den Teig auf 2 Backpapieren aus. Die Dicke sollte ca. 0.3cm sein. Formen Sie nun beliebige Rechtecke oder Diamantformen.

Platzieren Sie die Teigrechtecke nun vorsichtig auf die vorbereiteten Backpapiere und lassen Sie zwischen ihnen etwas Platz. Backen Sie sie 8 Minuten lang, bis sie braun werden. Schieben Sie die Cracker danach schnell aus dem Ofen, damit sie nicht verbrennen. Kühlen Sie sie ab und legen Sie sie in einen luftdichten Behälter.

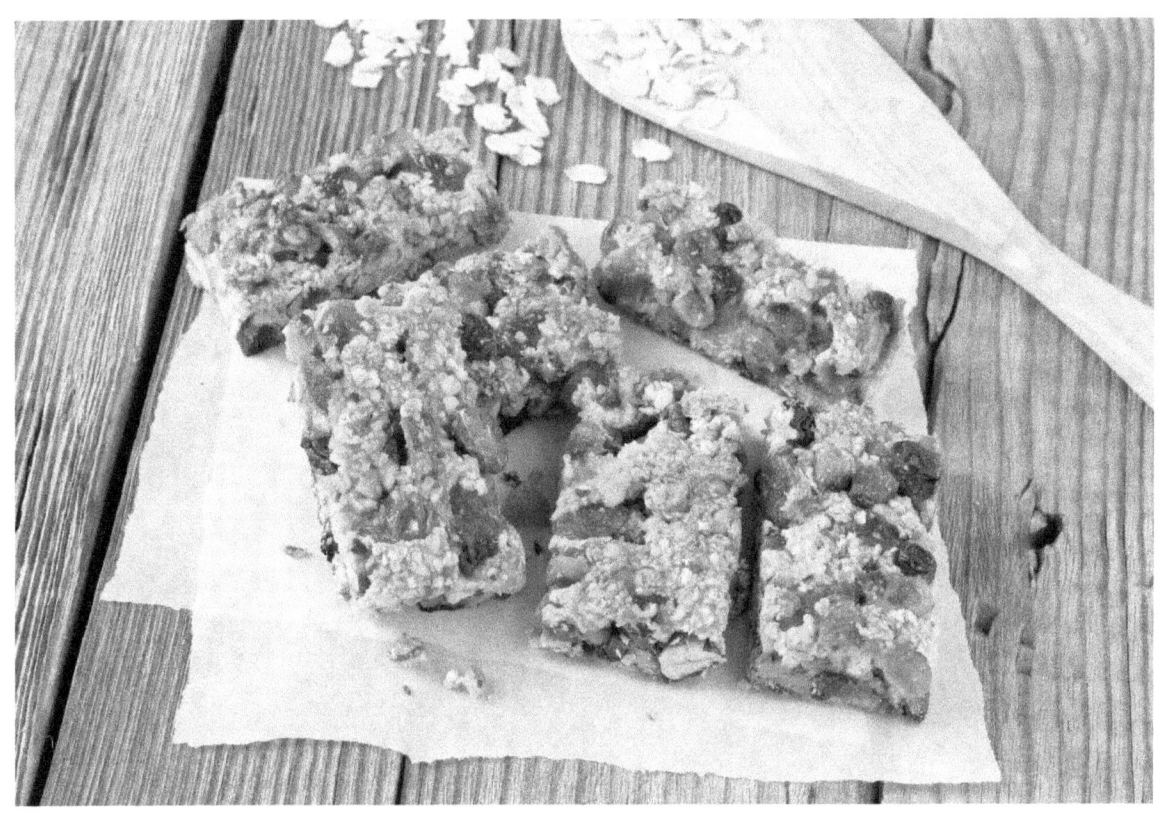

NUSSRIEGEL MIT DATTELN

Portionen: 4
Zubereitungszeit: ca. 20 Minuten

Zutaten:

1 ½ Tassen Medjool Datteln (ungefähr 15

Stück), entkernt und grob geschnitten

¾ Tasse ungesalzene Cashews

¾ Tasse rohe Wallnüsse

¾ Tasse rohe und geschälte Kürbiskerne

¼ Tasse Kakaopulver

Zubereitung:

Als Erstes, legen Sie die Nüsse und Kürbiskerne in einen Blender und mixen Sie die Zutaten 10 bis 15 Minuten lang zu einer feinen Paste. Fügen Sie dann die grob geschnittenen Datteln und das Kakaopulver hinzu und mixen Sie weiter, bis die Mischung ganz fein ist. Falls die Mixtur klumpig aussieht, geben Sie ein bis zwei EL Mandel- oder Kokosnussmilch hinzu.

Mixen Sie nochmals und entfernen Sie die Mischung aus dem Blender. Legen Sie die

Mixtur in eine rechteckige Kuchenform und bedecken Sie sie mit spezieller Backfolie. Kühlen Sie die Masse nachts im Kühlschrank ab und schneiden Sie sie dann mit einem scharfen Messer in kleine Stücke. Die Riegel sind im Kühlschrank zwei Wochen lang haltbar. Dieser Snack ist ideal als Pausenbrot oder für zwischendurch.

BANANEN-SHAKE

Portion: 1
Zubereitungszeit: 10 Minuten

Zutaten:

1 Tasse Mandelmilch oder Kokosnussmilch

3 sehr reife Bananen

6 Eiswürfel

1 Low Carb-Brownie (hausgemacht oder

gekauft)

Zubereitung:

Schälen und schneiden Sie die Bananen in kleine Stücke und füllen Sie sie mit der Milch und den Eiswürfeln in einen Blender. Mixen Sie die Zutaten gründlich.

Schneiden Sie danach den Brownie in Stücke, fügen Sie ihn zu der Mixtur hinzu und mixen Sie die Kombination weiter. Dies ist ein idealer süßer Snack für zwischendurch und jedes Kind wird sich darüber freuen.

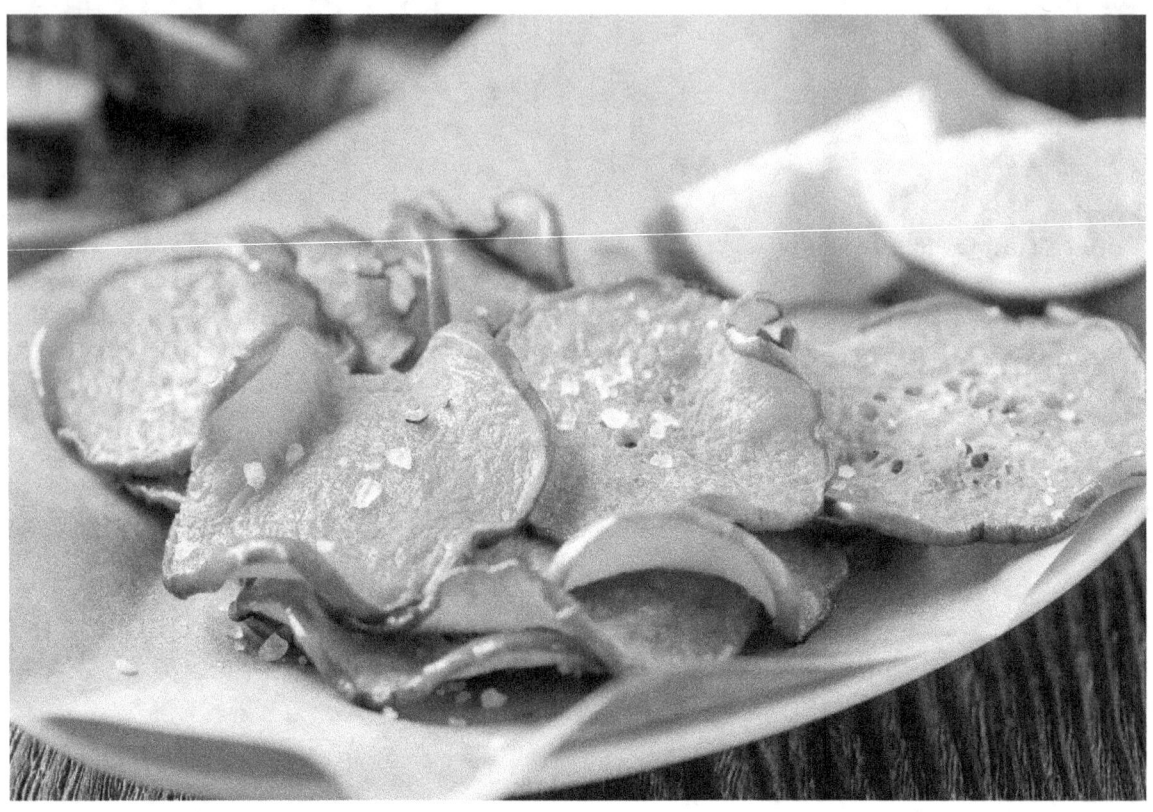

SÜßKARTOFFELCHIPS

Portionen: 2
Zubereitungszeit: ca. 10 Minuten

Zutaten:

3 große Süßkartoffeln (gewaschen und in

dicke Matchsticks geschnitten

Salz und Pfeffer nach Geschmack

Etwas geschnittener Koriander für die

Garnitur

3-4 EL Olivenöl

Zubereitung:

Heizen Sie den Herd auf 80 Grad vor. Kochen Sie die Kartoffeln etwas, trocknen Sie sie und würzen mit Salz und Pfeffer. Fetten Sie ein schmales Backblech mit Olivenöl ein und legen Sie die geschnittenen Süßkartoffeln in einer Schicht darauf. Gießen Sie das übrige Öl darüber und backen Sie die Kartoffeln, bis sie schön braun werden und duften. Schieben Sie sie aus dem Herd, kühlen Sie sie ab und servieren Sie die Chips mit Fisch oder Würstchen. Die Chips eignen sich ideal als Snack für zwischendurch.

GRÜNE BANANEN-CRACKER

Portionen: 2
Zubereitungszeit: ca. 1 ½ Stunden

Zutaten:

2 große grüne Bananen

½ Tasse natives Kokosnussöl, geschmolzen

½ TL feines koscheres Salz, nach Geschmack

Etwas Sesam-, Mohn- oder Kümmelkerne

zum Bestreuen

Zubereitung:

Als Erstes, bedecken Sie ein Backblech mit Backpapier. Stellen Sie sicher, dass das Backpapier bis zu den Enden des Backbleches geht und heizen Sie den Herd auf 150 Grad vor. Pürieren Sie dann alle Zutaten, bis sie fein werden. Stellen Sie sicher, dass das Gemisch Zimmertemperatur hat und dass das Kokosnussöl geschmolzen ist. Jetzt sollte der Teig eine ziemlich dicke Konsistenz haben. Legen Sie ihn auf das Backblech und verteilen Sie es gleichmäßig mit Hilfe einer Teigrolle. Der Teig sollte ca. 3mm dick sein und Sie sollten ihn 10 Minuten lang backen.

Nehmen Sie ihn danach aus dem Herd und schneiden Sie ihn mit einem scharfen Messer oder einem Pizzamesser. Sie können ihn in beliebige Formen schneiden, aber 4cm Quadrate schmecken am besten. Schieben Sie das Backblech wieder in den Herd und backen Sie die Cracker für weitere 55 Minuten, bis sie goldig aussehen. Je dicker sie sind, desto länger müssen sie gebacken werden. Falls die Cracker zusammenkleben, können sie nach dem Backen leicht wieder zertrennt werden. Die grüneren Cracker müssen ebenfalls länger gebacken werden, sie schmecken jedoch am besten. 5 Minuten bevor Sie den Snack aus dem Herd nehmen, bestreuen Sie die Cracker mit Sesam-, Mohn- oder Kümmelkernen.

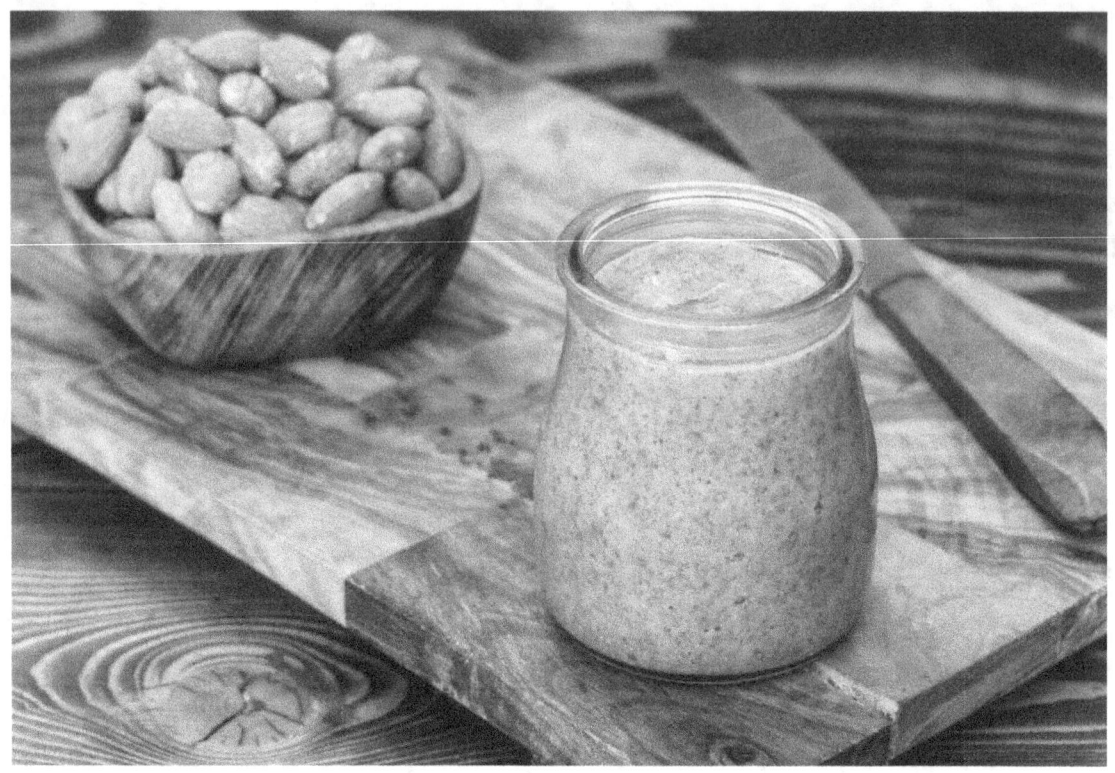

HAUSGEMACHTE MANDELBUTTER

Zubereitungszeit: 15 Minuten
Portionen: 15

Zutaten:

500g geschälte Mandeln

1 Prise Salz

Zubereitung:

Die Mandeln in einen Mixer geben und solange zerkleinern, bis ein feines Mehl entsteht. Weiter pürieren, bis die Mandeln zu einer homogenen Paste werden. Salz untermischen und in einem luftdichten Glas aufbewahren.

GEBACKENE FRÜCHTECHIPS

Zubereitungszeit: 1 Stunde 30 Minuten
Portionen: 4

Zutaten:

2 Tasse Ananas (in Scheiben)

2 EL Honig

2 EL Kokosnuss Öl

Zubereitung:

Den Ofen auf 175 Grad Celsius vorheizen und ein Backblech mit Backpapier auslegen. Die Ananas in möglichst dünne Scheiben schneiden und diese auf das Backblech legen. Vorsichtig mit Honig und Kokosnuss Öl bestreichen und für 45 Minuten im Ofen backen. Dann die Chips wenden und von der anderen Seite weitere 45 Minuten backen. Anschließend vollkommen auskühlen lassen und in einem luftdichten Behälter aufbewahren.

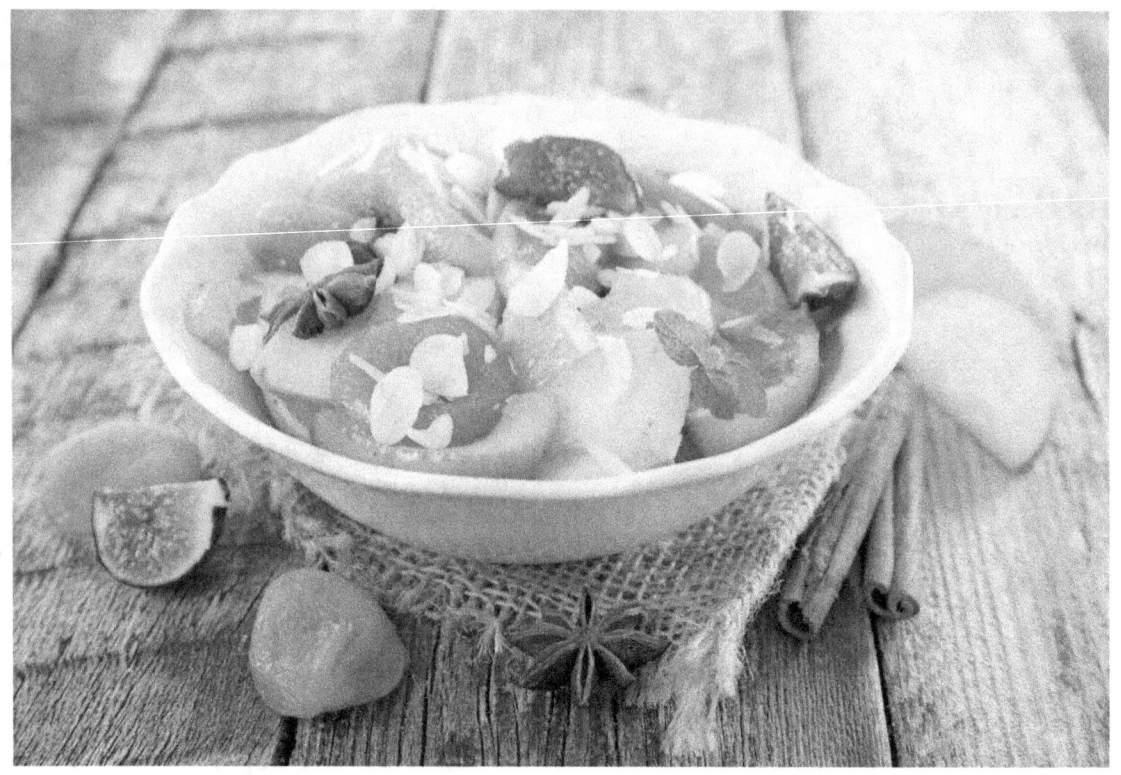

ZIMTIGER OBSTSALAT

Zubereitungszeit: 10 Minuten
Portionen: 6

Zutaten:

½ Tasse frische Kirschen

2 Tassen frische Blaubeeren

2 Tassen Erdbeeren (in Scheiben)

1 Tasse Wassermelone (in kleinen Bällen)

1 Tasse Weintrauben (in Hälften)

1 Kiwi (geschält und in Scheiben)

2 Pfirsiche (geschält und in Scheiben)

2 EL Limettensaft

1 EL Honig

½ TL Zimt (gemahlen)

Zubereitung:

Alle Früchte in einer Schüssel vorsichtig vermischen. In einer kleinen Schale den Limettensaft mit dem Honig und dem Zimt verrühren und über den Obstsalat gießen. Vorsichtig unterrühren. Vor dem Servieren 1 Stunde ruhen lassen.

KLEINE ZUCCHINI BRÄTLINGE

Zubereitungszeit: 25 Minuten
Portionen: 4

Zutaten:

500g Zucchini (gerieben)

¼ Tasse Zwiebel (fein gewürfelt)

1 TL Knoblauch (gehackt)

2 große Eier

1/3 Tasse Mandelmehl

1 TL Salz

½ TL schwarzer Pfeffer

¼ Tasse Olivenöl

Zubereitung:

Die geriebene Zucchini in ein Sieb geben und für 15 Minuten abtropfen lassen. Die Zucchini in eine Schüssel umfüllen, die Eier in einer Schale schaumig schlagen und über die Zucchini gieß en. Knoblauch und Pfeffer ebenfalls auf die Zucchini geben. Gut vermischen. Zwiebel und Mandelmehl über die Zucchini streuen und alles mit den Händen kneten bis eine homogene Masse erreicht ist. In einer Pfanne das Olivenöl erhitzen, dann kleine Brätlinge formen und diese in der Pfanne bei mittlerer Hitze von beiden Seiten goldbraun braten. Die Brätlinge mit Küchenpapier abtupfen, um überschüssiges Fett zu entfernen.

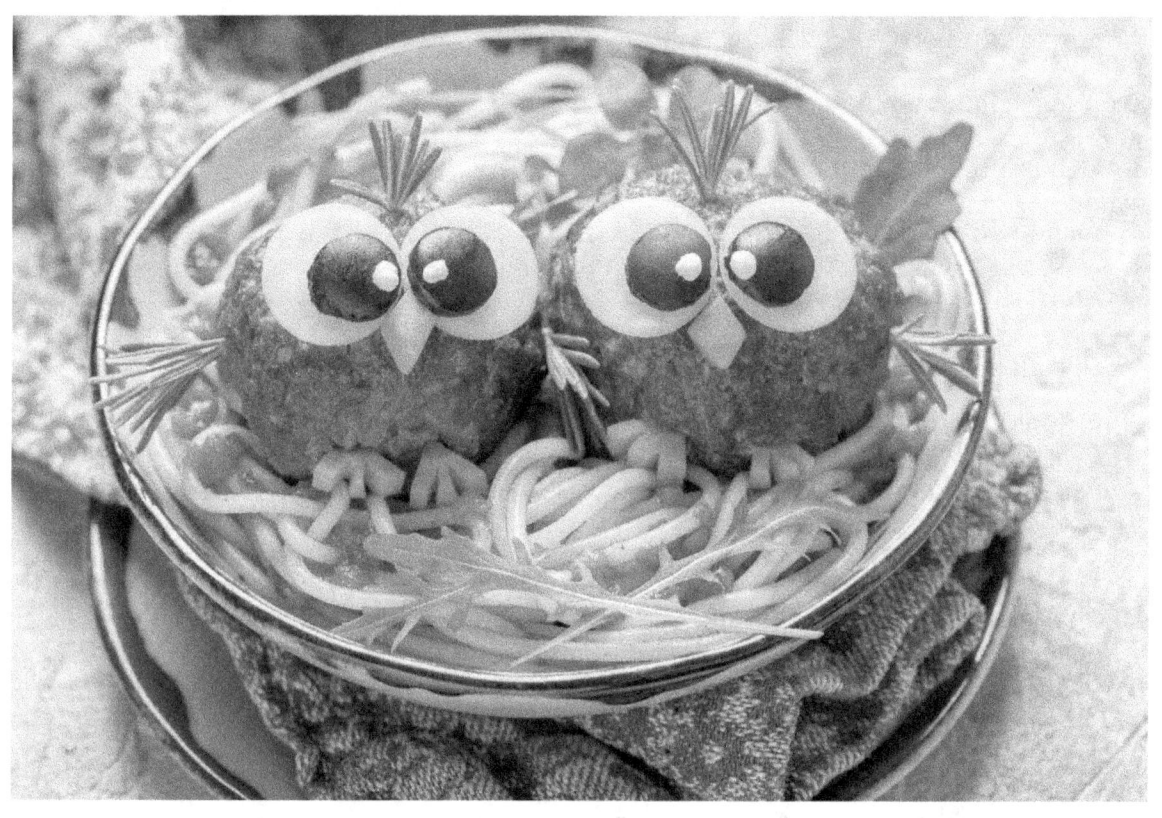

HAUPTSPEISEN

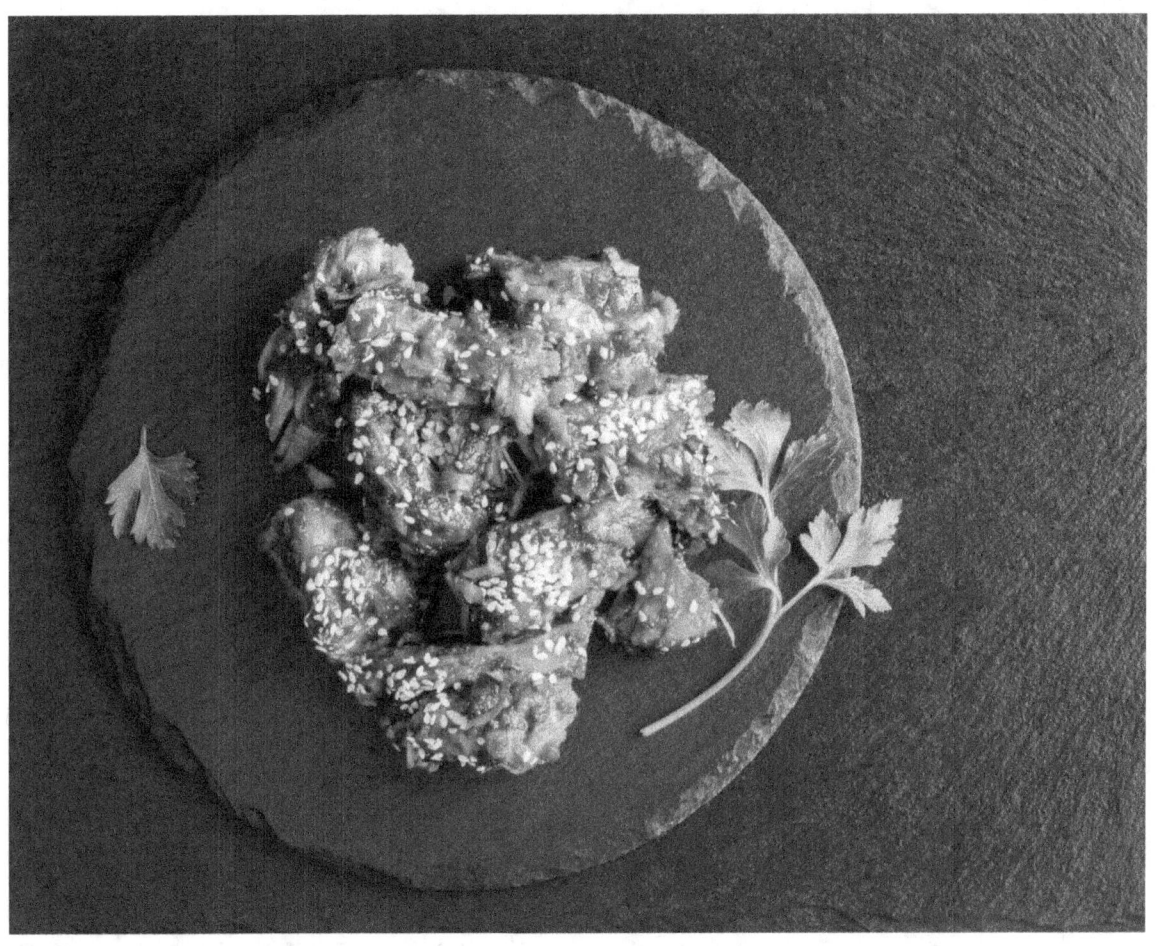

ASIATISCHES RINDS-JERKY MIT HONIG

Portionen: 4
Zubereitungszeit: ca. 8 Stunden

Zutaten:

1kg mageres Rindfleisch, in feine Streifen geschnitten

½ Tasse Honig

Frisch gepresster Zitronensaft aus einer Zitrone

8 Knoblauchzehen, geschnitten

7-8cm großes Stück feiner Ingwer, geschält und geschnitten

¼ Tasse koscheres Salz

½ Tasse Wasser

1 TL gemahlener Kardamom

½ TL gemahlene Nelken

Zubereitung:

Als Erstes, geben Sie den Zitronensaft, Knoblauch und Ingwer in einen kleinen Topf, bringen Sie die Zutaten zum Kochen und lassen Sie sie dann köcheln. Fügen Sie Salz und Wasser hinzu und rühren Sie gut, um das Salz gleichmäßig zu verteilen. Köcheln Sie die Zutaten 20 Minuten lang weiter, bis der Ingwer und Knoblauch zart sind. Nehmen Sie den Topf nun vom Herd, geben Sie die Gewürze hinzu und rühren Sie nochmals gut um. Pürieren Sie das Gemisch und lassen Sie die Marinade dann gut abkühlen.

Legen Sie die Fleischstreifen in eine große verschließbare Tüte und gießen Sie die Marinade darüber. Vermischen Sie die Marinade von außen gut mit dem Fleisch, in dem Sie die Marinade und das Fleisch zusammenreiben, damit das Fleisch gut in die Soße getunkt wird. Lassen Sie das Essen über Nacht im Kühlschrank abkühlen. Heizen Sie am nächsten Tag den Herd auf der niedrigsten Temperatur vor, legen Sie die Rinderstreifen auf ein eingefettetes Backblech und backen Sie sie Gericht 8 bis 10 Stunden lang, bis sie dünn und knusprig sind.

Sie können das Fleisch auch in einen Dehydrierer legen und es nach Anleitung des Herstellers kochen. Das wird ungefähr 9 bis 10 Stunden dauern. Das ist ein idealer Snack für jedes Kind, da er keine künstlichen Zusatzstoffe enthält und gut für die Kiefer ist, da man den Snack gut kauen muss.

LECKERE FISCH-FINGER

Portionen: 4
Zubereitungszeit: ca. 25 Minuten

Zutaten:

1 sehr großes Stück dickes Kabeljau-Filet,

geschnitten

4 EL Mandelmehl

4 EL Sesamkerne, getoastet

Salz und Pfeffer

Frisch gepresster Zitronensaft aus einer

halben Zitrone

3 EL Olivenöl

Zubereitung:

Schneiden Sie die Kabeljau-Stücke in Streifen. Befüllen Sie separate Schalen mit Zitronensaft, dem Mandelmehl und den Sesamkerne. Erhitzen Sie das Olivenöl, tunken Sie die Fischstreifen erst in den Zitronensaft, dann in das Mandelmehl und bestreuen Sie sie zum Schluss mit den Sesamkernen. Braten Sie jetzt den Fisch auf beiden Seiten. Die Fisch-Streifen sollten goldig-braun sein und auf Küchenpapier abtropfen.

Servieren Sie das Gericht mit Zitrone, Süßkartoffeln oder Bananenchips.

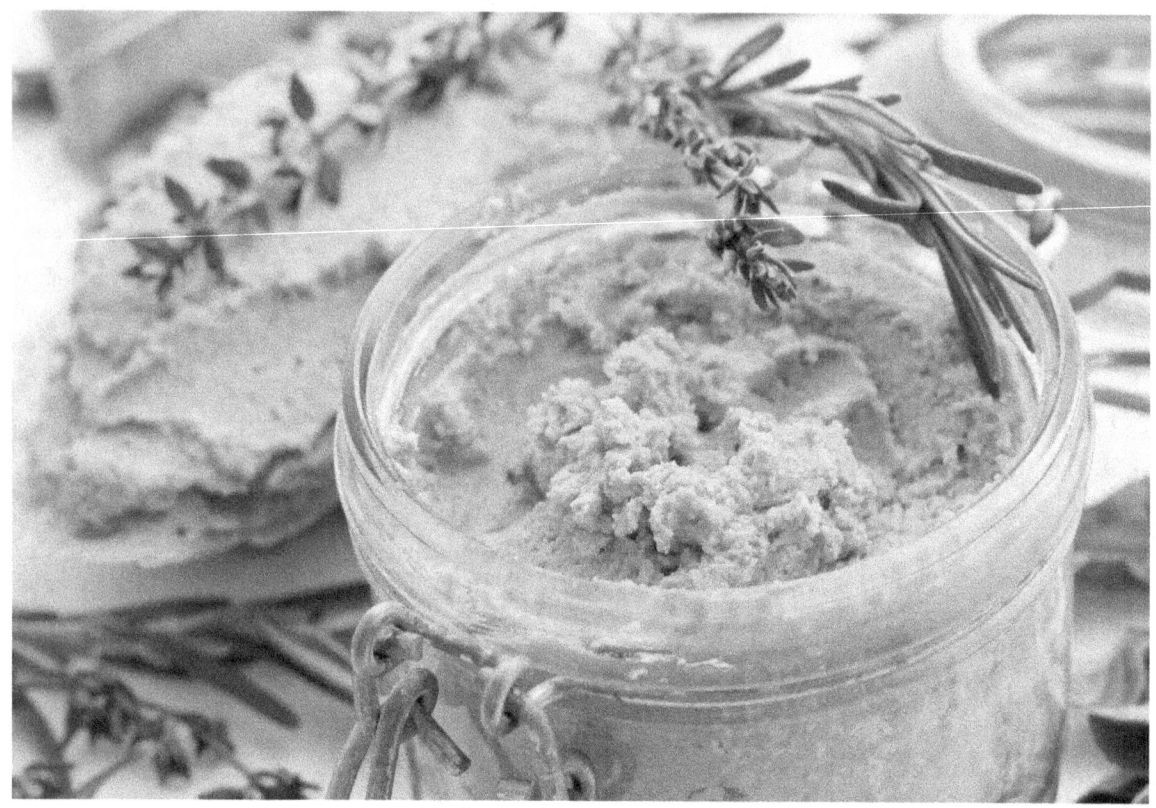

FLEISCH-PASTETCHEN

Portionen: 4
Zubereitungszeit: ca. 40 Minuten

Zutaten:

1 kg Truthahn-Hackfleisch

1 kleine weiße Zwiebel, fein geschnitten

2 EL geriebene Kokosnuss

1 TL Knoblauch, püriert

1 TL Ingwer, püriert

Salz und Pfeffer (nach Belieben)

2 ganze Bio-Eier, geschlagen

2 EL Koriander, fein geschnitten

Frisch gepresster Zitronensaft einer Zitrone

Zubereitung:

Als Erstes, heizen Sie den Ofen auf 80 Grad vor und fetten Sie ein oder zwei schmalle Backbleche für die Pasteten ein. Vermischen Sie danach alle Zutaten der Pastete in einer großen Schüssel, bis sie gut gemischt sind und geben Sie Salz nach Geschmack hinzu. Formen Sie dann mit nassen Händen das Hackfleisch in runde Formen und platzieren Sie sie auf das Backblech, sodass Platz zwischen ihnen ist.

Besprühen es mit etwas Backspray und backen Sie das Gericht 30 Minuten lang im Ofen. Drehen Sie nach 15 Minuten die Pasteten einmal um. Schieben Sie das Essen aus dem Herd, servieren Sie es gleich oder kühlen Sie es für später ab. Sie können das Gericht auch im Gefrierfach einfrieren.

LOW CARB-
SCHWEINEWÜRSTCHEN

Portionen: 4
Zubereitungszeit: ca. 30 Minuten

Zutaten:

700g feines Schweinegehacktes

1 große weiße Zwiebel, fein geschnitten

1 geschlagenes Bio-Ei

½ Bündel Salbeiblätter, fein geschnitten

1 EL Wacholderbeeren, fein geschnitten

2 TL Knoblauchpüree

1 großer EL Tomatenpaste

Frisch gepresster Zitronensaft aus einer

halben Zitrone

Salz nach Geschmack

Zubereitung:

Vermischen Sie alle Zutaten, außer den Zwiebeln, in einer großen Schüssel. Lassen Sie die Mischung ziehen. Bedecken Sie die Schüssel mit Klarsichtfolie und stellen Sie sie in den Kühlschrank. Braten Sie danach die Zwiebeln in einem EL Olivenöl an, bis sie durchsichtig werden. Geben Sie die Zwiebeln zum Fleisch hinzu. Vermischen Sie die Masse gut mit den Händen, formen Sie dann Würstchen und braten Sie beide Seiten.

Mit einer Low Carb-Beilage, wie z.B. den Süßkartoffelchips, ist dieses Essen ein ideales Hauptgericht.

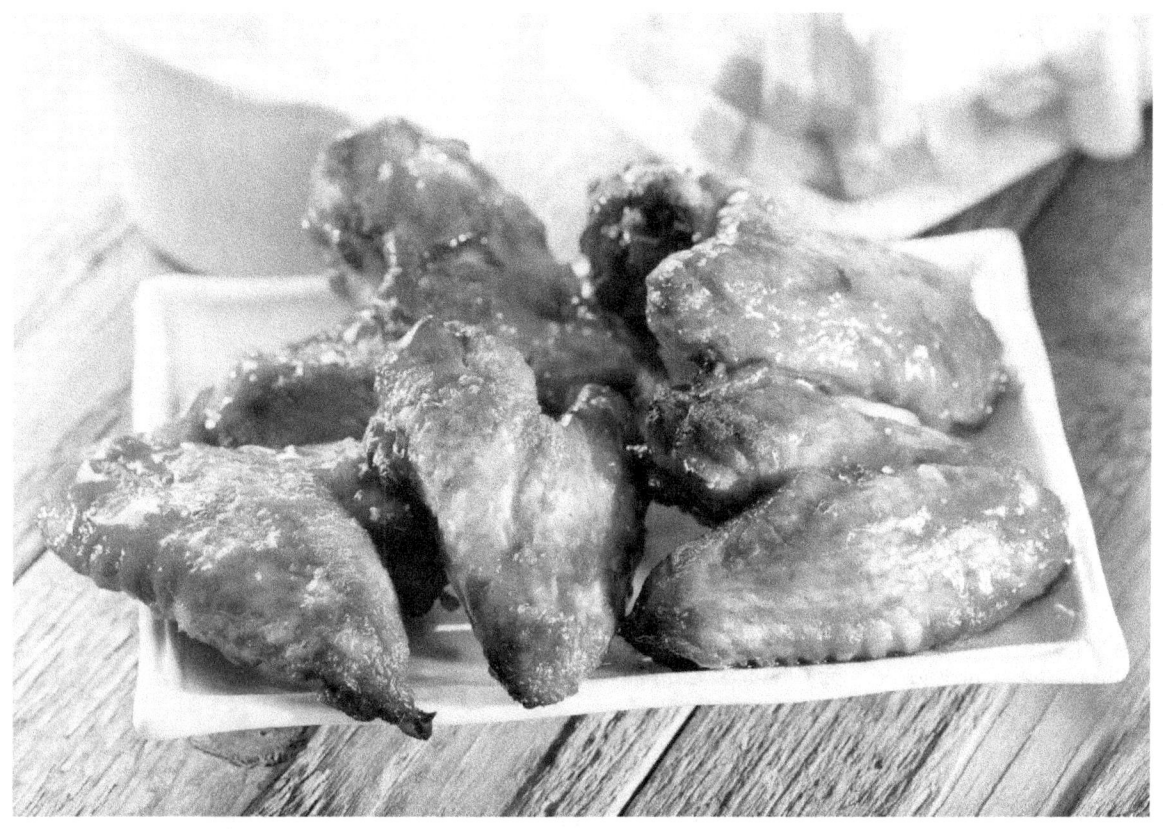

CHICKEN WINGS MIT
KNOBLAUCH

Zubereitungszeit: ca. 35 Minuten
Portionen: 4

Zutaten:

1,5kg Hähnchen-Flügel, ohne Haut

¼ Tasse Honig

¼ Tasse frisch gepresster Zitronensaft

¼ Tasse kaltes Wasser

3 EL Kokosöl

3 EL Apfel Essig

2 TL Knoblauch Pulver

½ TL Ingwer Pulver

Zubereitung:

Nehmen Sie einen kleinen Kochtopf und erwärmen Sie den Honig, Zitronensaft, Wasser, Kokosöol, Apfel Essig, Knoblauch und Ingwer Pulver. Bringen Sie es zum Köcheln und kochen es für 5 Minuten. Danach ein wenig abkühlen lassen. Füllen Sie dies danach in eine große Tüte um und geben Sie die Hähnchen-Flügel hinzu. Danach verschließen Sie diese luftdicht und lassen es im Kühlschrank für mindestens 2 Stunden marinieren, am besten sogar über Nacht.

Die Chicken Wings können danach entweder 10 Minuten auf jeder Seite gegrillt werden, oder alternativ auch in eine gefettete Backform geben und bei 200 Grad Celsius für eine Stunde backen. Hierbei sollten die Chicken Wings ebenso einmal umgedreht werden. Danach servieren und genießen!

SCHWEINEFLEISCH SÜßSAUER

Portionen: 2
Zubereitungszeit: ca. 1 Stunde

Zutaten:

500g Schweinebauch, in 5cm Stücke geschnitten

¼ TL Meersalz und Fischsoße

1/8 TL weißer Pfeffer, gemahlen

1 TL Honig

½ Kokosnussmehl

1 TL Knoblauch, gemahlen

¼ TL koscheres Salz

2 Bio-Eier

1/8 TL Backsoda

2 EL Quellwasser

½ Tasse Kokosnussöl

1 TL Sesamöl

Ein wenig frischer Ingwer, geschnitten

3 Knoblauchzehen, geschnitten

2 EL Apfelessig

Frisch gepresster Zitronensaft einer halben Zitrone

3 EL Honig

4 EL Tomatenpaste

2 TL Kokosnussessig

¼ Tasse Quellwasser

1 mittlere Zwiebel

1 kleine grüne Paprika

1 Tasse geschnittene Ananas (2cm Stücke)

1 EL Sesamkerne, getoastet

2 ausgehöhlte Ananas zum Servieren

Zubereitung:

Beginnen Sie als Erstes mit der Zubereitung der Marinade mit den entsprechenden Zutaten. Fügen Sie die Schweinebauchstücke hinzu, bedecken Sie das Ganze mit Frischhaltefolie und stellen Sie es zwei Stunden lang in den Kühlschrank. Inzwischen, machen Sie Ananasboote, indem Sie die Ananas mit einem scharfen Messer in der Länge durchschneiden und das Fleisch mit Kreisbewegungen lösen. Stellen Sie die beiden Ananas nun auch in den Kühlschrank. Schneiden Sie die Paprika und die Zwiebel in mundgerechte Stücke. Mixen Sie dann alle Teigzutaten zusammen und bringen Sie sie auf Zimmertemperatur. Legen Sie den Teig in die Schüssel mit dem Schweinefleisch und vermischen Sie das Ganze gründlich.

Erhitzen Sie das Kokosnussöl in einer Bratpfanne und stellen Sie sicher, dass das Öl nicht zu heiß ist, bevor Sie langsam die Hälfte der Schweinebauchstücke darein legen. Braten Sie die Stücke gleichmäßig auf beiden Seiten, bis sie gold-braun sind. Wenn die Schweinebauchstücke abgekühlt sind, schneiden Sie sie in 2.5cm Stücke und legen Sie sie zur Seite. Um die Soße zuzubereiten, erhitzen Sie das Sesamöl und braten Sie den Knoblauch und die Ingwerstücke darin. Fügen Sie dann die grüne Paprika und die Zwiebel hinzu und braten Sie die Zutaten ca. 10 Minuten lang, ohne dass sie verbrennen. Wenn die Soße zu blubbern anfängt, legen Sie die Fleischstücke hinein und vermischen alles. Stellen Sie den Herd ab und geben Sie die Ananasstücke hinzu. Lassen Sie das Gericht etwas abkühlen, befüllen Sie dann die Ananasboote damit und servieren Sie es.

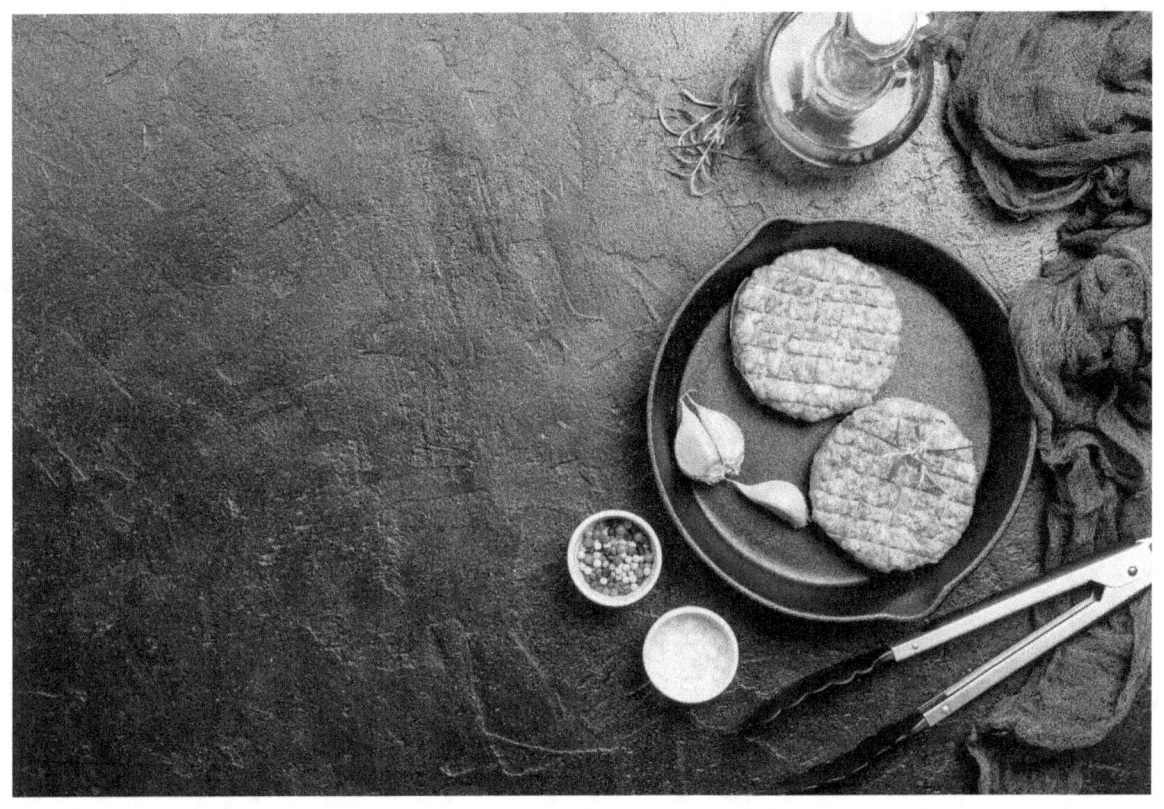

BURGER AUS RINDERHACK

Portionen: 2
Zubereitungszeit: ca. 45 Minuten

Zutaten:

500g Rinderhack

2 TL Fenchel Kerne

I TL Kreuzkümmelpuder

I TL Salz

Frisch gepresster Zitronensaft aus einer

halben Zitrone

I geschlagenes Bio-Ei

Zubereitung:

Vermischen Sie alle Zutaten in einer großen Schüssel und formen Sie aus der Masse Burger. Sie können die Burger nun auf jeder Seite braten und eine Soße Ihrer Wahl hinzufügen oder Sie können Sie bei 90 Grad backen, etwas abkühlen lassen und servieren. Die Burger sind schnell und leicht zu machen und Sie können beliebiges Rinderhackfleisch benutzen. Sie sind im Kühlschrank gut haltbar, verlieren ihren Geschmack nicht und können aufgetaut und nochmals erwärmt werden.

KRÖNUNGSHÄHNCHEN

Portionen: 2
Zubereitungszeit: ca. 10 Minuten

Zutaten:

200g fein geschnittenes gebratenes

Hähnchen

2 EL Kokosnussöl, zerschmolzen

1 kleine rote Zwiebel, fein geschnitten

2 Knoblauchzehen, gehackt

1 TL gemahlene Kurkuma

1 TL gemahlener Koriander

1 TL gemahlener Ingwer

½ TL gemahlener Kreuzkümmel

½ TL schwarzer Pfeffer

2 EL Honig

Frisch gepresster Zitronensaft einer ganzen

Zitrone

½ Dose dicke Kokosnussmilch

1 Handvoll flockige Mandeln, Kokosraspeln,

Sultaninen, Aprikosen

Zubereitung:

Erhitzen Sie in einer Pfanne das Kokosnussöl bei niedriger Temperatur. Fügen Sie die rote Zwiebel hinzu und braten Sie das Ganze 4 bis 5 Minuten lang. Geben Sie nun den Knoblauch hinzu, rühren Sie um und braten Sie für weitere 2 Minuten. Fügen Sie den Zitronensaft und die Gewürze hinzu. Nach weiteren 5 Minuten geben Sie mehr Kokosnussöl hinzu, wenn nötig. Fügen Sie dann die Kokosnussmilch und den Honig hinzu, rühren Sie gut um und lassen Sie es noch 5 Minuten lang in der Pfanne.

Stellen Sie die Hitze ab, bestreuen Sie die Soße mit den flockigen Mandeln, Kokosraspeln und getrockneten Früchten. Legen Sie vorsichtig die Hähnchenstücke hinein und vermischen Sie alles gut. Essen Sie das Gericht sofort oder stellen Sie es zum Abkühlen in den Kühlschrank und servieren Sie es nachher mit einem Salat.

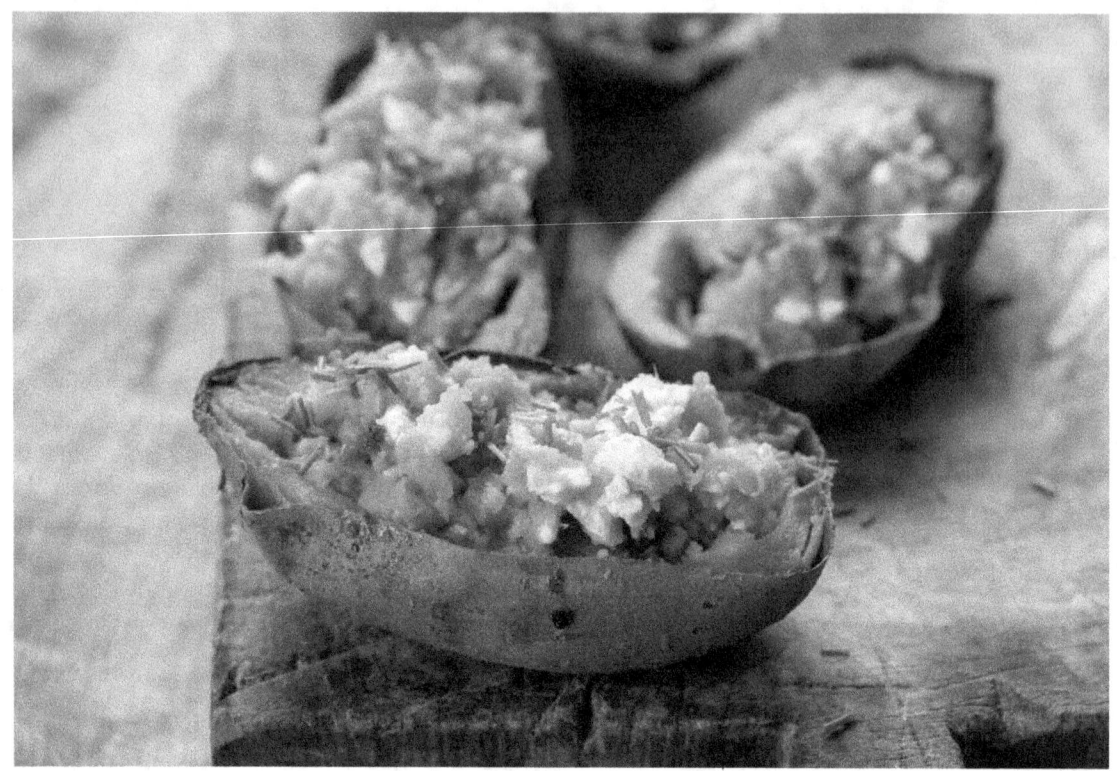

BOOTE AUS SÜßKARTOFFELN

Zubereitungszeit: 1 Stunde 30 Minuten
Portionen: 2

Zutaten:

2 mittlere Süßkartoffeln

1 TL Kokosnuss Öl

½ Tasse Champignons (geschnitten)

½ Tasse Schnittlauch (gehackt)

Salz und Pfeffer (nach Belieben)

Zubereitung:

Den Ofen auf 200 Grad Celsius vorheizen und die Kartoffeln im Ofen für 50 Minuten rösten bis sie weich sind. Anschließend zum Auskühlen beiseite stellen. In einer Pfanne das Kokosnuss Öl erhitzen. Die Pilze darin dünsten für etwa 5 Minuten bis sie weich sind. Schnittlauch hinzugeben und mit Salz und Pfeffer abschmecken. Für 1 weitere Minute dünsten lassen. Die Kartoffeln halbieren und mit einem Löffel das innere der Kartoffel vorsichtig aus der Schale lösen. Die Schalen auf einem Backpapier arrangieren.

In die Masse des Kartoffelpürrees die Champignons mischen und anschließ end die gesamte Masse vorsichtig wieder in die Schälchen füllen. Im Ofen bei 220 Grad Celsius für 10 bis 15 Minuten backen bis die Boote knusprig sind.

HÜHNCHEN WRAPS

Zubereitungszeit: 15 Minuten
Portionen: 2

Zutaten:

5 Scheiben Speck (in Würfeln)

1 Hähnchenbrust (gewürfelt)

1 Tomate (gehackt)

4 Blätter Römersalat

1 EL Kokosnuss Öl

2 EL Kokosnuss Aminosäuren

Gehackter Schnittlauch zum Garnieren

Zubereitung:

In einer Bratpfanne bei mittlerer Hitze Speck und Hähnchenbrust in Kokosnuss Öl braten bis sie knusprig sind. Überschüssiges Öl mit einem Küchenpapier abtumpfen. Die Stängel der Salatblätter entfernen und diese auf einem Teller flach hinlegen. Fleisch und gewürfelte Tomaten auf die Salatblätter verteilen, mit Kokosnuss Aminosäure beträufeln und mit Schnittlauch garnieren.

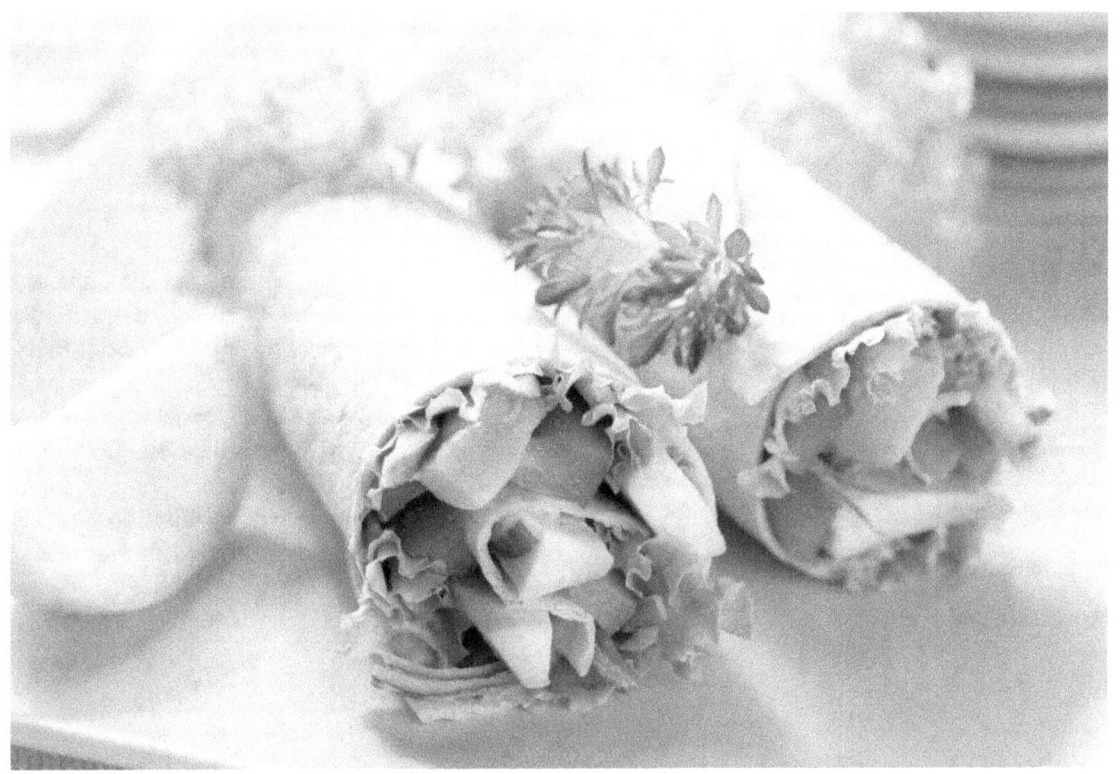

VEGETARISCHE WRAPS

Zubereitungszeit: 10 Minuten
Portionen: 1

Zutaten:

1 Gurke (geschält)

½ Tomate (gewürfelt)

¼ Tasse Möhre (gerieben)

¼ Tasse Salat (zerkleinert)

Zubereitung:

Die Gurke der Länge nach in Streifen Schneiden und diese nebeneinander überlappend auf ein Brett legen. Die restlichen Gemüsezutaten in einer Schüssel vermischen und ½ des Gemüses auf die Gurke legen. Vorsichtig zusammenrollen und mit einem Zahnstocher befestigen, sodass die Rolle nicht aufgeht. Mit den übriggebliebenen Zutaten eine weitere Rolle formen.

ZOODLES MIT MARINARASOßE

Zubereitungszeit: 20 Minuten
Portionen: 4

Zutaten:

6 Zucchini

2 Tassen Marinarasoße

1 EL Kokosnuss Öl

100g kleine Tomaten

40g Schafskäse (falls gewünscht)

Meeressalz und Pfeffer

Zubereitung:

Die Zucchini in einem Zoodle-Schäler in Nudeln schneiden. 1 EL Kokosnuss Öl in einer Pfanne erhitzen und die Zoodles darin für 3 bis 4 Minuten dünsten. Die gewünschte Soß e hinzugeben und vorsichtig umrühren, bis alles gleichmäß ig erhitzt ist. Danach mit geschnittenen Tomaten und kleinen Stückchen Schafskäse vermischen. Mit Salz und Pfeffer abschmecken und servieren.

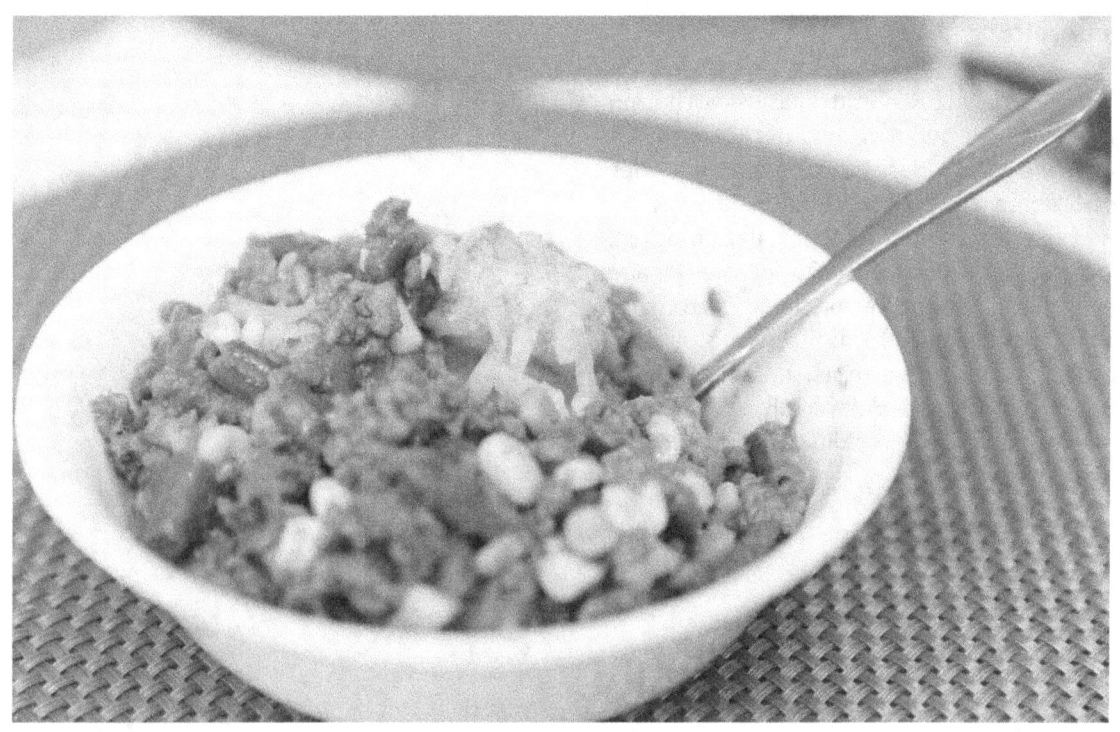

EINFACHE HAMBURGER KASSEROLLE

Zubereitungszeit: 45 Minuten
Portionen: 6

Zutaten:

500g fettarmes Rinderhack

1 Zwiebel (gehackt)

2 EL Tomatenmark

2 große Eier

2 Zucchini (gewürfelt)

1 Tasse Kokosnuss Milch

½ Tasse Mandelmehl

¾ TL schwarzer Pfeffer

½ TL Meeressalz

Petersilie zum Garnieren

Zubereitung:

Den Ofen auf 200 Grad Celsius vorheizen
und eine Auflaufform mit Kokosnuss Öl
einfetten. Das Hack zusammen mit der
gewürfelten Zwiebel in einer Pfanne braten
und mit Salz und Pfeffer abschmecken.
Tomatenmark und Zucchini in die Pfanne
geben und alles gut vermischen. Wenn alles
gar ist, in die Auflaufform füllen und mit den
restlichen Zutaten vermischen. Für 25 bis 30
Minuten im Ofen backen. Heiß zu Gemüse
servieren und mit Petersilie garnieren.

KNUSPRIGE CHICKEN NUGGETS

Zubereitungszeit: 35 Minuten
Portionen: 4

Zutaten:

1 kg Hähnchenbrust

2 große Eier

¼ Tasse Kokosnuss Mehl

2 EL gemahlene Leinsamen

¼ TL Meeressalz

¼ TL Paprikapulver

Zubereitung:

Den Ofen auf 200 Grad Celsius vorheizen. In einer kleinen Schüssel Kokosnuss Mehl, Leinsamen, Salz und Paprikapulver vermischen. Das Hähnchen in Würfel schneiden, die Eier in einer kleinen Schale verquirlen. Dann die Hähnchenstücke nacheinander im Ei und anschließ end im Mehl wälzen. Ein Backblech mit Backpapier auslegen und die panierten Hähnchteile darauf legen. Für 15 bis 20 Minuten backen bis die Nuggets gar sind. Heiß servieren und als Beilage einen leckeren Salat verwenden. Als Soß e kann der gewünschte Dip verwendet werden.

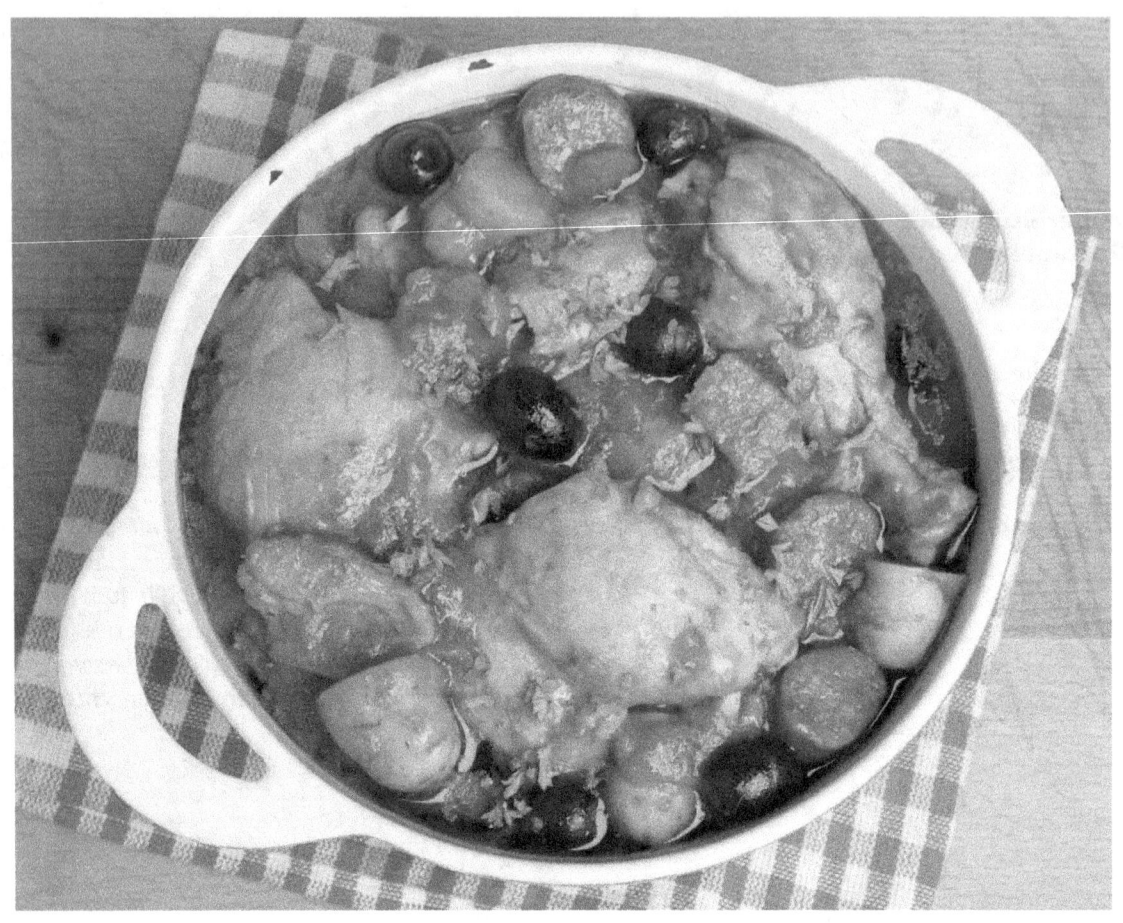

KÖSTLICHER HÄHNCHENEINTOPF

Zubereitungszeit: 45 Minuten
Portionen: 8

Zutaten:

1,25 kg Hähnchen (ohne Knochen)

500g Babymöhren

250g Pilze (in Scheiben)

2 Tassen Zwiebel (gewürfelt)

1 Tasse Zuckererbsen

2 Tassen Süß kartoffel (gewürfelt)

½ Tasse Mandelmehl

1 Dose Hühnerbrühe

3 Knoblauchzehen (gehackt)

1 EL Kokosnuss Öl

1 ½ TL getrockneter Thymian

Meeressalz und Pfeffer

Zubereitung:

Das Hähnchenfleisch in Würfel schneiden und mit Salz und Pfeffer nach Bedarf würzen. In einer Pfanne das Kokosnuss Öl erhitzen und die Fleischwürfel darin braten bis sie von allen Seiten gleichmäß ig goldgelb sind. Dann das Fleisch in einen Schongarer geben. In der Pfanne Zwiebeln und Knoblauch dünsten für etwa 2 Minuten bis die Zwiebel glasig ist.

Die Brühe in die Pfanne geben und rühren, bis sich alle festgeklebten Stückchen von der Pfanne gelöst haben. Dann den gesamten Pfanneninhalt in den Schongarer füllen. Die restlichen Zutaten bis auf die Zuckererbsen hinzugeben und für 7 bis 8 Stunden bei kleiner Hitze im Schongarer kochen bis das Hähnchenfleisch in Fasern zerfällt. Die Zuckererbsen hinzugeben und weitere 15 Minuten kochen lassen.

ZUCCHINI BOOTE MIT GEMÜSEFÜLLUNG

Zubereitungszeit: 1 Stunde
Portionen: 4

Zutaten:

2 mittlere Zucchini (halbiert)

1 Zwiebel (gewürfelt)

½ Tasse Pilze (gewürfelt)

½ Tasse rote Paprika (gewürfelt)

½ Tasse grüne Paprika (gewürfelt)

2 EL Tomatenmark

1 TL Honig

Meeressalz und Pfeffer

Zubereitung:

Den Ofen auf 175 Grad Celsius vorheizen und eine gläserne Ofenform mit Öl einfetten. Das Fruchtfleisch aus der Zucchini schaben, sodass die Wände etwa 2cm dick bleiben. Das Fruchtfleisch der Zucchini zerkleinern und in einer Pfanne zusammen mit den Pilzen, der Zwiebel und den Paprika anbraten. Mit Salz und Pfeffer abschmecken, Honig und Tomatenmark in die Pfanne geben und alle Zutaten vermischen. Dann die Füllung in die Schalen der Zucchini füllen und für 25 bis 30 Minuten backen. Servieren Sie es heiß und lassen Sie es sich schmecken.

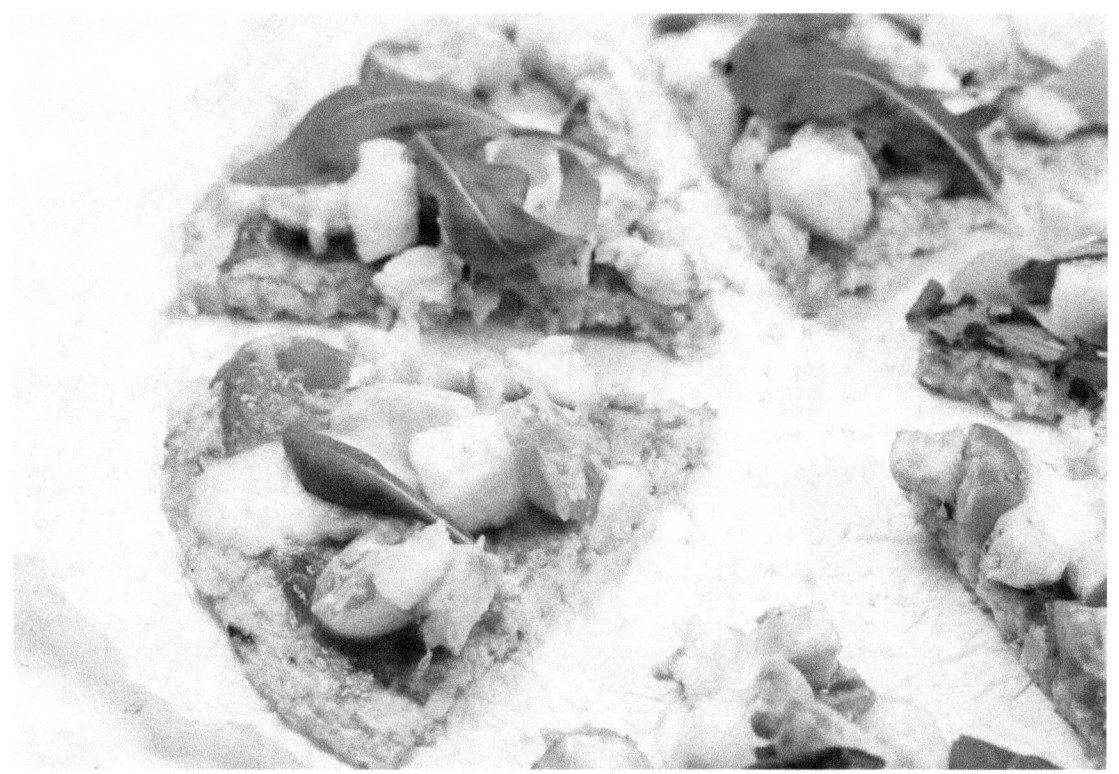

PIZZA AUS BLUMENKOHL

Zubereitungszeit: 35 Minuten
Portionen: 3

Zutaten:

1 großer Bluenkohl (gekocht)

1 Tasse Mandelmehl

½ Tasse Kokosnuss Mehl

½ Tasse Tomatensoße

½ Tasse Salami (gewürfelt)

½ Tasse Spinat (zerkleinert)

1/3 Tasse Kokosnuss Milch

2 große Zwiebeln (fein gewürfelt)

Olivenöl zum Braten

Zubereitung:

Aus Kokosnuss Mehl, Mandelmehl, Kokosnuss Milch und Blumenkohl einen Teig herstellen. Den Teig ausrollen und in einer Pfanne mit Olivenöl von beiden Seiten knusprig braten. Aus der Pfanne nehmen und beiseite stellen. Den Ofen auf 170 Grad Celsius vorheizen. Die Tomatensoß e auf den Pizzaboden streichen, anschließ end gleichmäß ig mit Zwiebel, Spinat und Salami bestreuen. Im Ofen für 5 bis 10 Minuten backen. Bei Bedarf kann auch Käse zum Überbacken verwendet werden.

MÖHRENSPEISE

Zubereitungszeit: 15 Minuten
Portionen: 3

Zutaten:

4 mittlere Möhren (gerieben)

1 Tasse Frühlingszwiebel (gehackt)

1/3 Tasse Wasser

½ Tasse Mandelmehl

1 TL Salz

Olivenöl zum Braten

Zubereitung:

Alle Zutaten vermischen und aus dem Teig kleine Brätlinge formen. Diese anschließend in einer Bratpfanne bei mittlerer Hitze knusprig braten. Mit dem gewünschten Dip servieren.

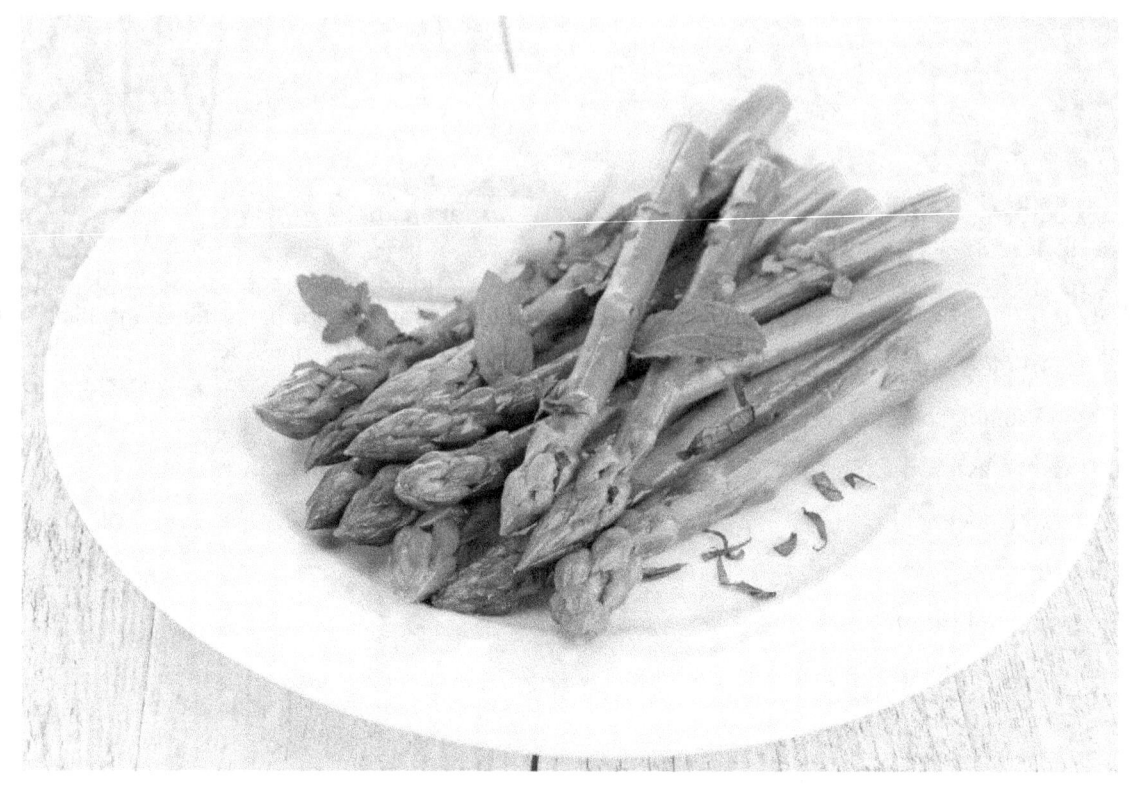

SPARGEL MAHLZEIT

Zubereitungszeit: 10 Minuten
Portionen: 3

Zutaten:

3 große Eier

¾ Tasse Mandelmehl

½ Tasse Spargel (geschnitten und gekocht)

Olivenöl zum Braten

1 TL Knoblauchpulver

1 TL Salz

½ TL schwarzer Pfeffer (gemahlen)

1 mittlere Zwiebel (gehackt)

Zubereitung:

In einer Pfanne das Öl erhitzen und darin
Zwiebel und Knoblauchpulver dünsten bis
die Zwiebel glasig wird. Die Eier quirlen und
mit dem Mandelmehl vermischen. Die
Mischung mit dem Ei zu den Zwiebeln in die
Pfanne geben, Spargel ebenfalls hinzufügen
und alles verrühren. Kurz anbraten und mit
Salz und Pfeffer abschmecken. Dann in eine
Backform füllen und bei 175 Grad Celsius für
15 Minuten backen, bis das Ei vollkommen
gar ist.

HACKBÄLLCHEN AUS LAMMFLEISCH

Zubereitungszeit: 15 Minuten
Portionen: 3

Zutaten:

1 Tasse Lammfleisch (zerkleinert,

Hackfleisch)

1 TL Knoblauchpulver

1 mittlere Zwiebel (klein gewürfelt)

1 mittlere Paprika (gewürfelt)

1/3 Tasse Korianderblätter (gehackt)

½ Tasse Mandelmehl

1/3 Tasse Kokosnuss Mehl

¼ Tasse Kokosnuss Milch

¼ Tasse Wasser

Olivenöl zum Braten

Zubereitung:

Alle Zutaten vermischen und zu einem Teig kneten. In einer Pfanne den Teig nach und nach braten. Mit einer Soße nach Belieben servieren, beispielsweise kann Tomatensoße empfohlen werden.

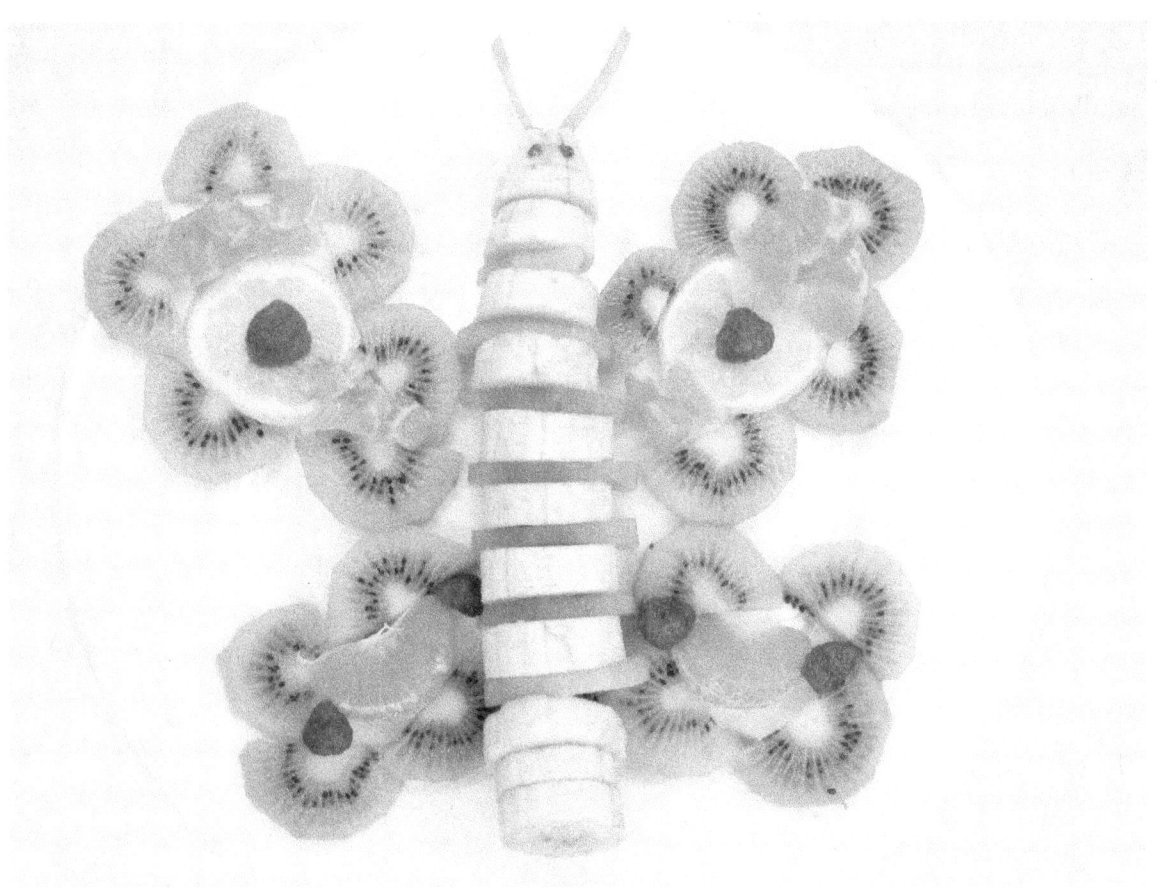

DESSERTS

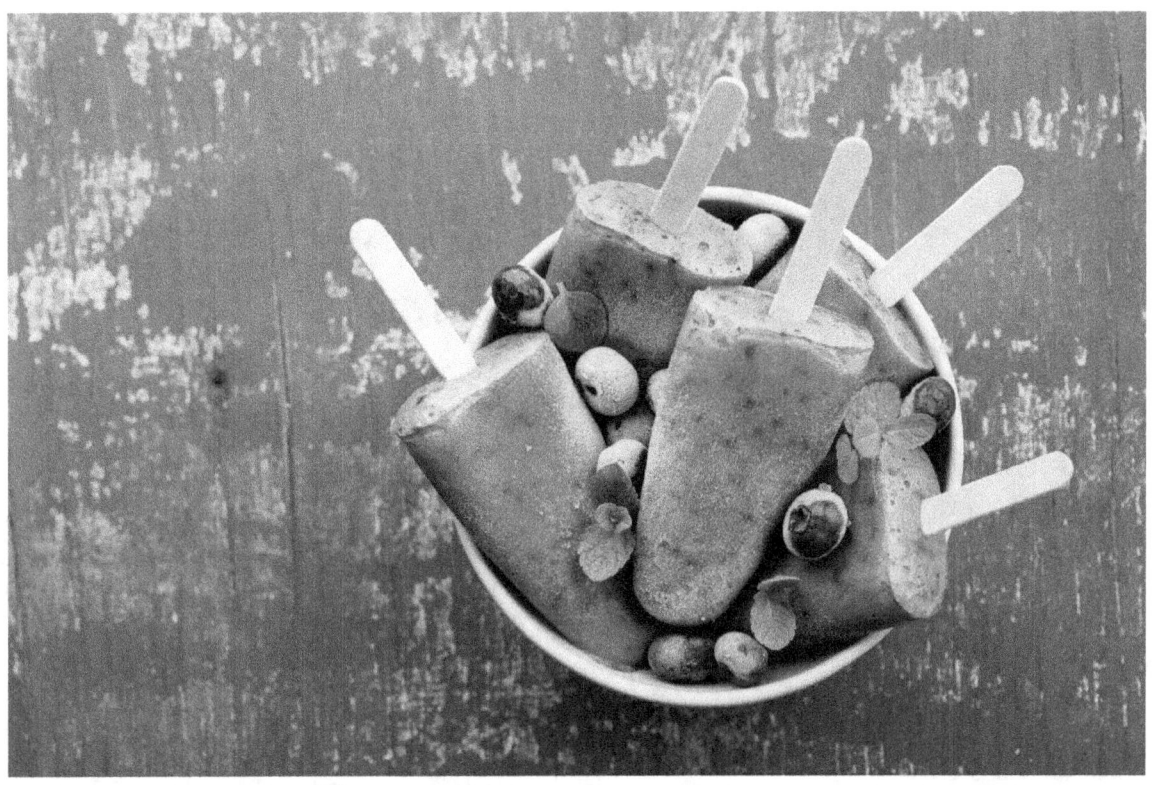

EIS AM STIEL MIT BLAUBEEREN UND HONIG

Portionen: 2
Zubereitungszeit: 5 Minuten

Zutaten:

1 große Dose ungesüßte Kokosnussmilch

2 Tassen frische oder gefrorene Blaubeeren

3 große EL Ahornsirup

1 TL Vanilleessenz

Zubereitung:

Mixen Sie alle Zutaten gründlich. Nehmen Sie sechs Eis am Stiel-Formen und gießen Sie die Mixtur hinein. Kühlen Sie das Ganze über Nacht im Gefrierfach. Genießen Sie das Eis am nächsten Tag. Falls Sie Schwierigkeiten haben, das Eis aus den Formen zu bekommen, begießen Sie die Formen mit heißem Wasser. Das Eis kann somit leichter aus den Formen entfernt werden.

CREMIGE
SCHOKOLADENDONUTS

Portionen: 4
Zubereitungszeit: ca. 25 Minuten

Zutaten:

¾ Tasse Mandelkleie

1 ½ EL ungesüßtes Kokosnusspulver

¼ TL Backsoda

¼ Tasse ungesüßter Bio-Apfelmus

1 Prise Salz

3 ganze Bio-Eier

1 EL Kokosnussöl

3 EL Honig

¼ TL Vanilleextrakt

Für die Schokoladenglasur:

½ Tasse dunkle Schokolade (min. 70%

Kakaoanteil)

1 TL Kokosnussöl

Zubereitung:

Vermischen Sie zuerst beide Zutaten für die Schokoladenglasur und legen Sie die Mischung zur Seite. Bestreuen Sie sie mit ungesüßtem getrockneten Kokosnussfleisch. Vermischen Sie danach gründlich alle anderen Zutaten, bis Sie eine feine Mischung erhalten. Heizen Sie den Herd auf 175 Grad vor und besprühen Sie eine Donut-Form mit etwas Kochspray. Befüllen Sie die Form mit der Mixtur und backen Sie die Donuts 15 bis 20 Minuten lang. Schieben Sie sie aus dem Ofen und lassen Sie das Dessert abkühlen, bevor Sie es mit der Glasur bestreichen und mit Kokosnuss dekorieren.

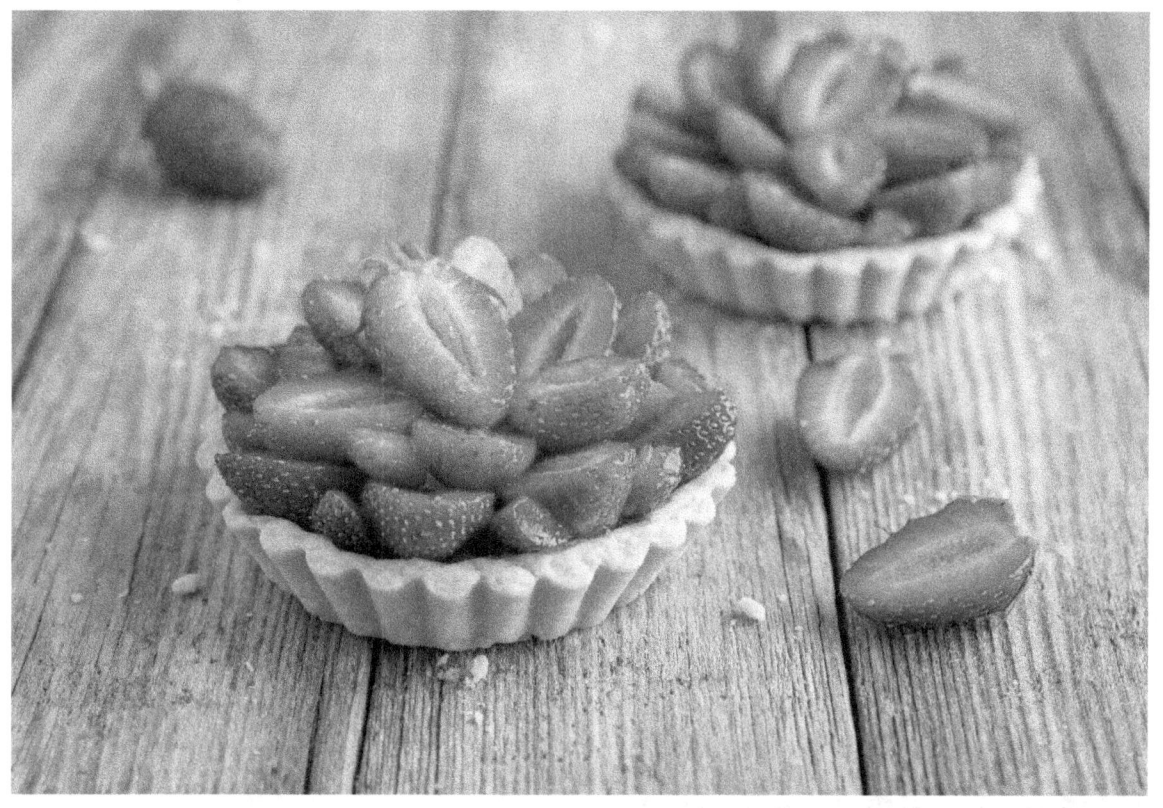

YUCCA ERDBEER-MINI-TÖRTCHEN

Portionen: 4
Zubereitungszeit: ca. 1 Stunde

Zutaten:

Für die Gebäck-Schale:

1 Tasse Yucca (25 Minuten lang gekocht, getrocknet und abgekühlt)

3 EL Avocado-Öl

1 EL Kokos- und Palmzucker

1 EL Kokosnusspuder

½ TL organischer Vanille-Extrakt

Für die Erdbeer-Soße:

6 große Erdbeeren, fein geschnitten

2 EL Kokos- und Palmzucker

Kokosnusssahne

1 EL Honig oder 1 EL Kokosnusszucker (bei

Bedarf)

Zubereitung:

Yucca ist ein ziemlich stärkehaltiges Gemüse, welches auch unter dem Namen Cassava bekannt ist. Es hat einen milden Geschmack, der es sehr vielseitig zum Kochen macht. Heutzutage kann Yucca auch in herkömmlichen Supermärkten und auch in speziellen Geschäften gekauft werden. Frisch ist es schwer, zu kochen, da die äußere Schale sehr hart ist, aber viele Supermärkte verkaufen Yucca auch im Gefrierfach als Sticks. Sie müssen es nur kochen und verwenden, wie unten beschrieben.

Als Erstes, erhitzen Sie den Herd auf 175 Grad. Um dann die Gebäck-Schale herzustellen, vermischen Sie den gekochten und getrockneten Yucca, das Avocado-Öl, den Kokos- und Palmzucker und die Vanille und mixen Sie die Zutaten, bis das Gemisch fein ist. Bestreichen Sie Backpapier mit der Mixtur und entfernen Sie die harten Stücke der Yucca-Pflanze.

Bestreuen Sie das Gemisch mit Kokosnussmehl und kneten Sie das Ganze zu einem Teig. Falls Ihr Yucca zu feucht ist, fügen Sie noch einen EL Kokosnussmehl hinzu. Wenn der Teig hart ist und nicht mehr auseinanderfällt, nehmen Sie etwas weniger als einen EL und pressen Sie den Teig in eine Tart- oder Muffinform. Jedes Stück sollte wie eine Tasse geformt sein, das

heißt, in der Mitte ein Loch für die Erdbeerfüllung haben. Backen Sie das Gebäck 20 Minuten lang, bis es braun wird.

Nehmen Sie dann die fein geschnittenen Erdbeeren und bestreuen Sie sie mit 1 bis 2 Esslöffel Kokos- und Palmzucker und vermischen Sie es vorsichtig. Schieben Sie das Gebäck aus dem Herd und lassen Sie es abkühlen. Währenddessen, nehmen Sie die abgekühlte Sahne aus Kokosnussmilch, fügen Sie etwas Low Carb-Zucker hinzu und schlagen Sie die Sahne nochmals mit einem Mixer. Wenn die Gebäck-Tassen abgekühlt sind, befüllen Sie sie mit den geschnittenen Erdbeeren. Dekorieren Sie die Tarts mit Kokosnusssahne nach Bedarf und servieren Sie die Törtchen.

EIS AM STIEL MIT ANANAS UND MELONE

Portionen: 6
Zubereitungszeit: 5 Minuten

Zutaten:

1 frische Ananas, in feine Stücke geschnitten

1 kleine Melone, geschält und in feine Stücke geschnitten

1 große, sehr reife Banane, geschält und in Stücke geschnitten

3 EL Honig

1 ½ Tassen Mandelmilch

Zubereitung:

Mixen Sie alle Zutaten zusammen, bis die Mischung fein ist. Falls sie zu dick wird, geben Sie etwas mehr Milch oder Wasser hinzu. Gießen Sie die Mixtur nun zu 6 Eisstiel-Formen und lassen Sie das Eis über Nacht im Gefrierfach. Sie können das Dessert am nächsten Tag genießen.

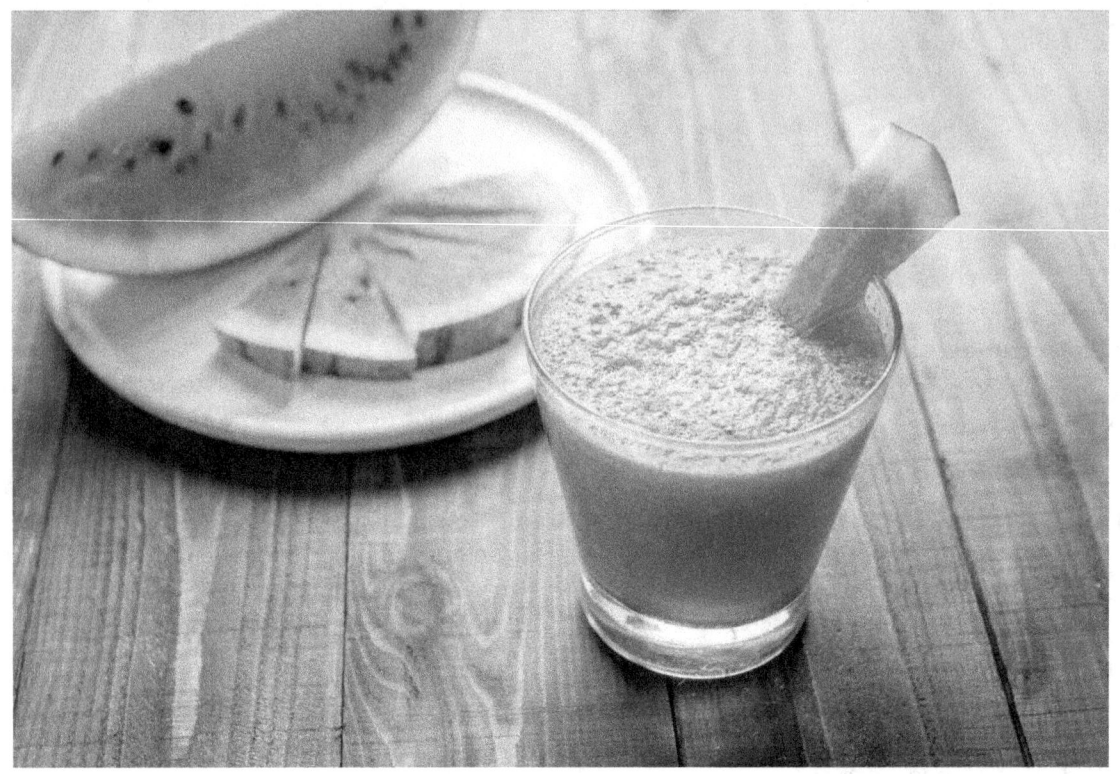

WASSERMELONEN GRANITA

Zubereitungszeit: 35 Minuten
Portionen: 3

Zutaten:

Wassermelone (sehr reif und süß)

Minze (nach Belieben)

Zubereitung:

Wassermelone und Minze in einem Pürierer mixen, bis eine Smoothie-Konsistenz erreicht ist. In einen gläsernen Behälter (für das Gefrierfach geeignet) füllen und mit Klarsichtfolie bedecken. 30 Minuten im Gefrierfach ruhen lassen, dann mit einer Gabel kratzen und vermischen. Dies nach einer weiteren halben Stunde wiederholen. Abschließend in Gläsern servieren und mit Minze garnieren.

SCHOKOLADEN-BROWNIE

Zubereitungszeit: 35 Minuten
Portionen: 24

Zutaten:

200g zartbitter Schokoladenlinsen

½ Tasse Mandelmilch

¼ Tasse Kokosnuss Mehl

5 große Eier

1 Tasse Kokosnuss Öl

1 ½ Tassen Kokosnusspalmen Zucker

2 TL Vanille Extrakt

¼ TL Salz

Zubereitung:

Den Ofen auf 175 Grad Celsius vorheizen und eine viereckige Backform mit Öl einfetten. Kokosnuss Mehl und Mandelmehl in einer Schüssel gemeinsam mit dem Salz vermischen. In einer Schüssel im Wasserbad die Schokolade zusammen mit dem Kokosnuss Öl schmelzen, anschließend verrühren und beiseite stellen.

In einer weiteren Schüssel die Eier mit dem Vanille Extrakt und dem Zucker verquirlen. Die Schokoladenmischung hinzugießen, umrühren und schrittweise das Mehl unterrühren bis eine gleichmäßige Masse ensteht. Für 20 bis 25 Minuten im Ofen backen bis der Brownie vollkommen gar ist. Vor dem Verzehr auskühlen lassen und in Stücke schneiden.

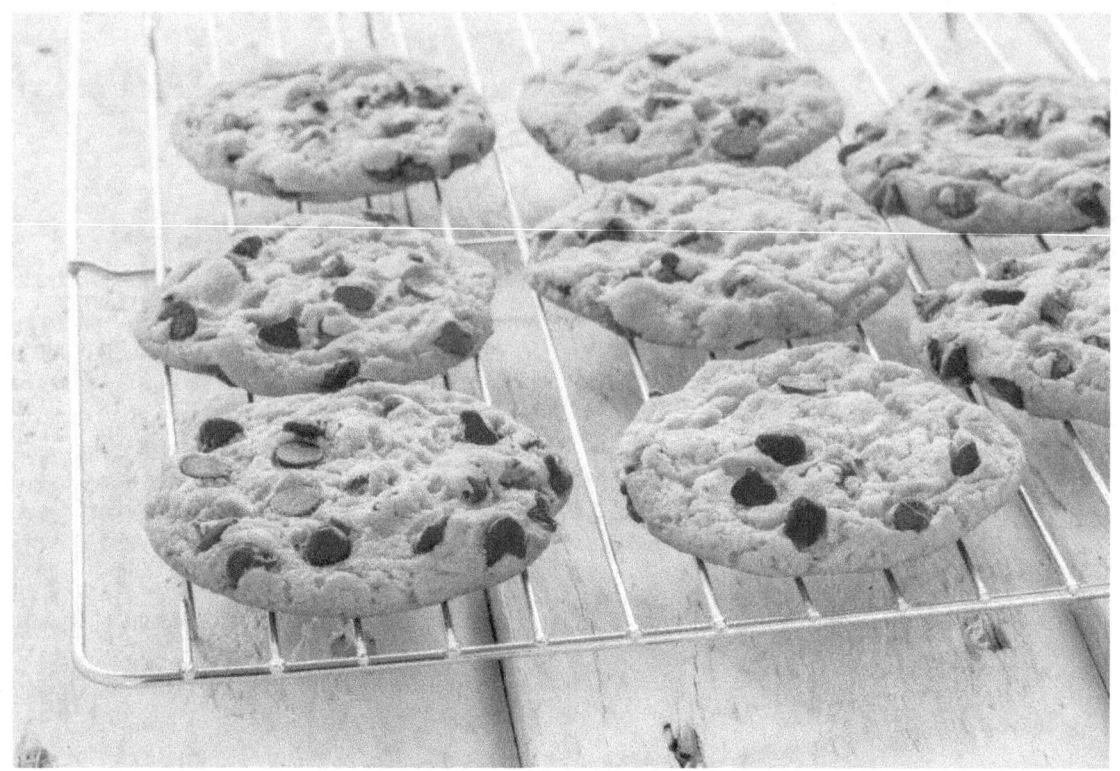

SCHOKOLADENKEKSE

Zubereitungszeit: 20 Minuten
Portionen: 24

Zutaten:

2 ½ Tassen Mandelmehl

½ Tasse Honig

¼ Tasse Kokosnuss Öl (geschmolzen)

1 TL Vanille Extrakt

¼ TL Backpulver

¼ TL Salz

fettfreie Schokolinsen (nach Belieben)

Zubereitung:

Den Ofen auf 175 Grad Celsius vorheizen und ein Backblech mit Backpapier auslegen. In einer kleinen Schüssel das Mehl mit dem Salz und Backpulver vermischen. In einer separaten Schüssel Honig, Kokosnuss Öl und Vanille Extrakt vermischen. Die Mischung aus Honig langsam in die Schüssel mit dem Mehl gieß en und zu einem Teig verkneten. Die Schokolinsen unterkneten und anschließend mit einem Löffel 24 Kekse auf dem Backblech formen. Für 8 bis 10 Minuten backen bis die Ränder der Kekse goldbraun sind. Vor dem Servieren auskühlen lassen.

MINI APFELKUCHEN

Zubereitungszeit: 45 Minuten
Portionen: 6

Zutaten:

2 Tassen Mandelmehl

1/3 Tasse Kokosnuss Öl

¼ Tasse Honig

5 Äpfel

1 EL Vanille Extrakt

1 ½ EL Zimt

¼ TL Meeressalz

Zubereitung:

Die Äpfel schälen und so dünn wie möglich in Scheiben schneiden. Den Ofen auf 175 Grad Celsius vorheizen und 6 Backförmchen (für Crême Brulee) einfetten. Mandelmehl, Salz und Zimt in einer Schüssel vermischen. In einer weiteren Schüssel Honig, Vanille Extrakt und Kokosnuss Öl verrühren. Die flüssigen Zutaten langsam in die Schüsel mit dem Mehl gießen und dabei einen Teig bilden. Jedes Förmchen mit Apfelscheiben auslegen und mit Teig bedecken. Mit Aluminiumfolie bedecken und für 35 bis 40 Minuten backen bis die Kuchen gar sind. Die Aluminiumfolie entfernen und für weitere 5 bis 10 Minuten backen bis die Oberfläche der Kuchen leicht goldbraun ist.

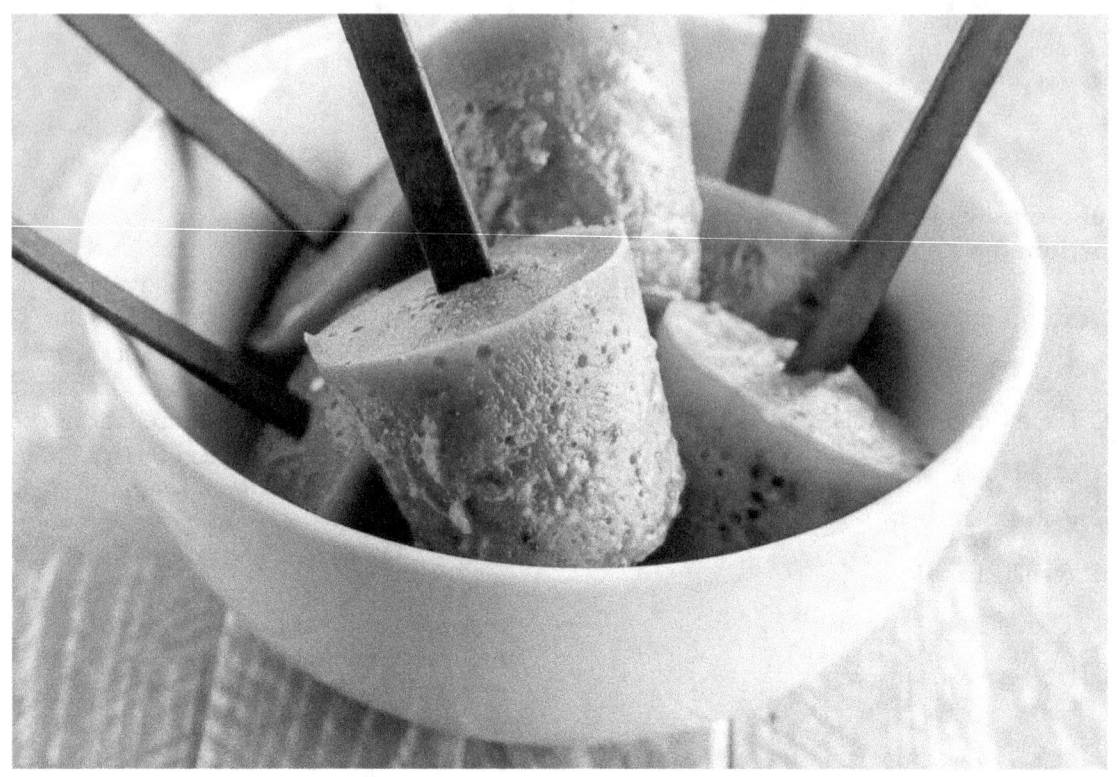

GEFRORENE BEEREN-POPS

Zubereitungszeit: 5 Minuten
Portionen: 6

Zutaten:

2 Tassen frische Beeren

1 Tasse Kokosnuss Milch

3 EL Honig

1 Zitrone (Saft und Schale)

Zubereitung:

Alle Zutaten gemeinsam in einen Mixer geben und pürieren bis eine cremige Konsistenz erreicht ist. Die Masse in kleine Förmchen für Eis-Pops füllen und im Gefrierfach für einige Zeit gefrieren lassen.

SÜßE WAFFELN

Zubereitungszeit: 25 Minuten
Portionen: 4

Zutaten:

1 Tasse Mandelmehl

1 Tasse Kokosnuss Mehl

½ Tasse Kokosnuss Flocken

2 große Eier

1/3 Tasse Kokosnuss Milch

3 EL Honig

Zubereitung:

Alle Zutaten zu einem Teig verrühren. Ein Waffeleisen einschalten, mit Öl einfetten und den Teig nach und nach zu Waffeln backen. Heiß servieren und nach Belieben mit Beeren garnieren.

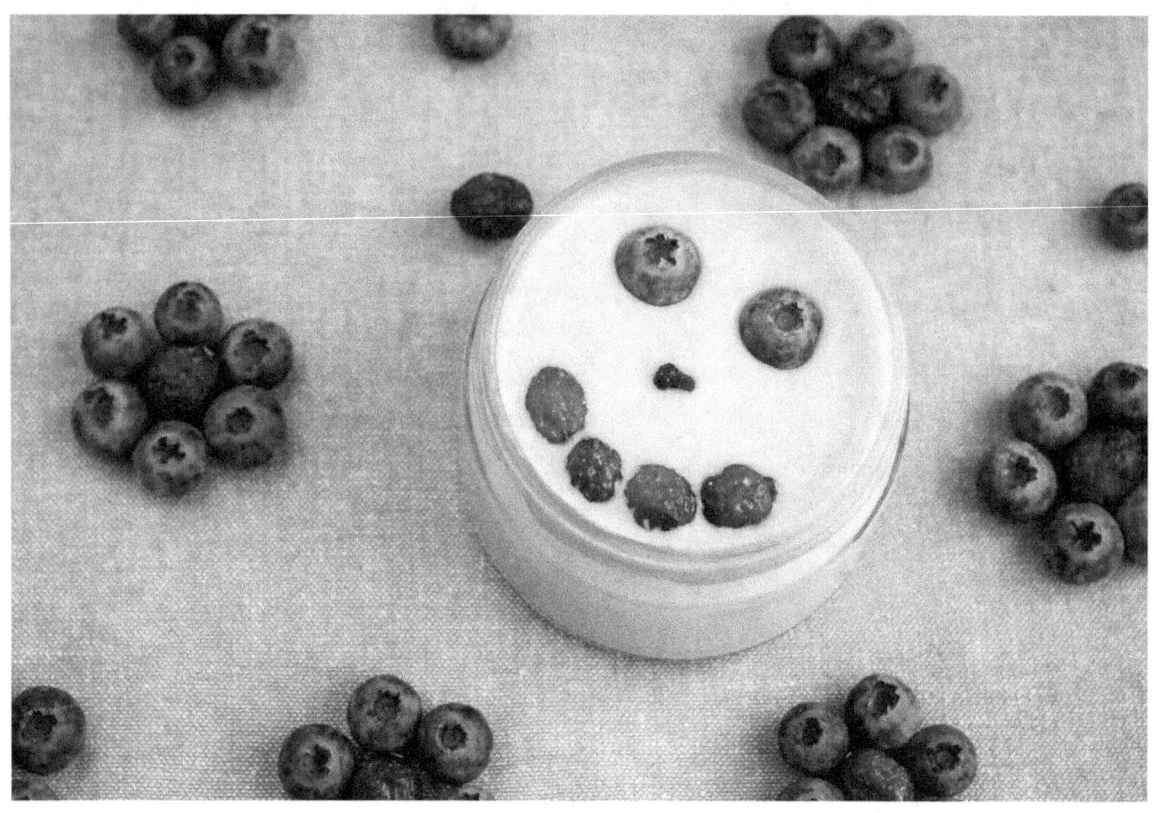

SCHLUSSWORT

Heutzutage ist es nicht immer leicht, sich gesund zu ernähren und auch dafür zu sorgen, dass sich die Kinder auch richtig ernähren, denn überall sieht man Werbung für Fast-Food und auch das Essen im Supermarkt ist voll mit verstecktem Zucker, Fett und übermäßiger Kohlenhydrate. Wussten Sie z.B., dass Glukose, Sirup und Fruktose Synonyme für Zucker sind? Die Lebensmittelhersteller lassen sich immer ausgefallenere Namen einfallen, um uns mit mehr und mehr Zucker, Fett und Kohlenhydraten zu füttern. Natürlich brauchen Kinder auch Zucker, Fett und Kohlenhydrate, aber nur in Maßen.

Meine Rezepte gewährleisten genau diese Grenzen und bieten eine gesunde, ausgewogene Ernährung für Kinder, ohne dass dabei das Gefühl bekommt, auf etwas verzichten zu müssen. Die Zutaten sind natürlich, weitestgehend biologisch und Low Carb-freundlich.

Es wird von Ernährungsexperten oft empfohlen, dass wir uns wie unsere Low Carb-Vorfahren ernähren, die noch keine künstlichen Nahrungsstoffe hatten. Die in unserem Buch vorgestellten Rezepte stützen sich auf genau die Lebens- und Essensweise unserer Vorfahren, für die Fast-Food ein fremdes Wort war.

Ich hoffe, dass Sie und Ihre Kinder Spaß beim Nachkochen haben werden und dass Ihnen das Essen gut schmeckt. Ich wünsche Ihnen alles Gute und vor allem einen

Annemarie Lange

Das könnte Sie auch interessieren

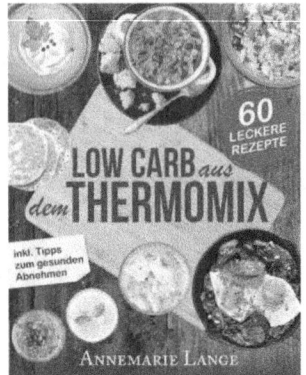

Low Carb aus dem Thermomix©

Das Kochbuch mit 60 leckeren und leichten Rezepten

In diesem Buch erhalten Sie köstliche Rezepte, die Sie alle mit Hilfe Ihres Mixgeräts schnell und einfach zubereiten können. Das spart Ihnen nicht nur Zeit und Energie, sondern ist außerdem eine großartige Bereicherung für Ihre Ernährung. Ob im Job, mit der Familie, oder in der Freizeit: Eine gesunde und vollwertige Ernährung ist entscheidend. Starten Sie noch heute mit diesen tollen Rezepten für Ihr Mixgerät!

Low Carb Vegetarisch

Mit 55 tollen Rezepten für Vegetarier und Veganer

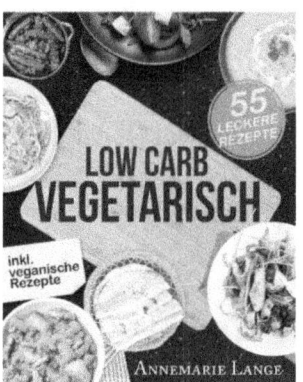

Dieses Buch ist für Vegetarier und Veganer der ideale Einstieg in die Welt von Low Carb. Doch auch wenn Sie von einer Standard-Diät mit tierischen Produkten zu einer vegetarischen Low Carb-Ernährung wechseln möchten, wird Sie das Buch durch diesen Prozess führen und Ihnen bei der Umstellung helfen. Sie erfahren genau, welche langfristigen, gesundheitlichen Vorteile mit dieser Diät verbunden sind.

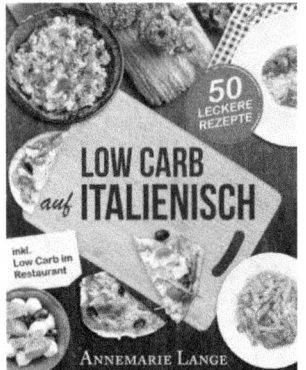

Low Carb auf Italienisch

Mit 50 leckeren Rezepten aus der Mittelmeerküche

Dieses Buch widmet sich der italienischen Küche, seiner traditionellen Gerichte und feinen Spezialitäten. In so gut wie keinem anderen Land auf dieser Welt ist das Essen so vielfältig, so lecker und so lebensfroh wie in Italien. Damit Sie sich diese Vielfalt mit allen ihren Facetten in Ihre eigenen vier Wände holen können, gebe ich Ihnen in diesem Buch zahlreiche, gesunde Low Carb-Rezepte an die Hand.

DANKE

Zum Abschied möchte ich Ihnen noch danken, für den Erwerb meines Ernährungs-Ratgebers. Ich weiß, dass Sie aus Dutzenden von Büchern wählen konnten, Sie sich aber für mein Werk entschieden haben.

Daher ein ganz großes Dankeschön dafür, dass Sie mein Buch heruntergeladen und bis zu Ende gelesen haben.

Ich würde Sie hier noch um einen kleinen Gefallen bitten. <u>Könnten Sie sich kurz Zeit nehmen und mir eine Rezension auf Amazon hinterlassen?</u>

Ihre Rückmeldung wird mir helfen, weitere Bücher zu schreiben, die Ihnen und anderen Lesern gute Tipps zur gesunden Ernährung geben sollen.

Und wenn Ihnen mein Buch gefallen hat, lassen Sie es mich bitte wissen!